Best of Pflege

Mit „Best of Pflege" zeichnet Springer die besten Masterarbeiten und Dissertationen aus dem Bereich Pflege aus. Inhalte aus den etablierten Bereichen der Pflegewissenschaft, Pflegepädagogik, Pflegemanagement oder aus neuen Studienfeldern wie Health Care oder Ambient Assisted Living finden hier eine geeignete Plattform. Die mit Bestnote ausgezeichneten Arbeiten wurden durch Gutachter empfohlen und behandeln aktuelle Themen rund um den Bereich Pflege.

Die Reihe wendet sich an Praktiker und Wissenschaftler gleichermaßen und soll insbesondere auch Nachwuchswissenschaftlern Orientierung geben.

Corina Schreck

Rekrutierung von internationalen Pflegefachkräften

Chancen und Herausforderungen für den Fachkräftemangel in Deutschland

Mit einem Geleitwort von Prof. Dr. Karin Wolf-Ostermann

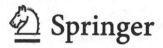 Springer

Corina Schreck
Bremen, Deutschland

Masterarbeit Universität Bremen, 2015

Best of Pflege
ISBN 978-3-658-17112-4   ISBN 978-3-658-17113-1   (eBook)
DOI 10.1007/978-3-658-17113-1

Die Deutsche Nationalbibliothek verzeichnet diese Publikation in der Deutschen National-
bibliografie; detaillierte bibliografische Daten sind im Internet über http://dnb.d-nb.de abrufbar.

Gedruckt auf säurefreiem und chlorfrei gebleichtem Papier

Springer ist Teil von Springer Nature
Die eingetragene Gesellschaft ist Springer Fachmedien Wiesbaden GmbH
Die Anschrift der Gesellschaft ist: Abraham-Lincoln-Str. 46, 65189 Wiesbaden, Germany

Geleitwort

In den nächsten Jahren werden gravierende Änderungen in der demografischen Altersstruktur der Bundesrepublik Deutschland durch einen Anstieg der Bevölkerungsgruppe älterer Menschen bei einer abnehmenden Geburtenrate prognostiziert. So wird sich nach Angaben des Statistischen Bundesamtes[1] die Zahl der über 80-Jährigen von 4,4 Millionen im Jahr 2013 auf ca. 10 Millionen im Jahr 2050 mehr als verdoppeln. Aus dieser Alterung der deutschen Bevölkerung resultiert die anzahlmäßige Zunahme von einerseits Personen mit altersspezifischen Erkrankungen und einem erhöhten Unterstützungs- und/oder Pflegebedarf. Derzeit sind etwa 2,7 Millionen Menschen in eine Pflegestufe eingestuft, mehr als zwei Drittel dieser Personen (71%, 1,86 Millionen) werden derzeit in der eigenen Häuslichkeit durch Angehörige und/oder Pflegedienste versorgt[2]. Durch die zunehmende Alterung der Bevölkerung wird der Anteil pflegebedürftiger Personen in Zukunft deutlich steigen. Gleichzeitig steigen damit die Anforderungen, diesem Anstieg finanziell und im Hinblick auf eine qualitativ hochwertige pflegerische Versorgung zu begegnen. Bereits 2010 kamen Afentakis & Maier[3] zu den Schlussfolgerungen *„Die Pflege kranker und älterer Menschen ist sehr personalintensiv und muss überwiegend von qualifizierten Personen geleistet werden. Eine schrumpfende und zugleich alternde Gesellschaft bringt hier neue Herausforderungen mit sich und lässt die bestehenden Pflegeeinrichtungen schnell an ihre Grenzen stoßen. ... Aufgrund des demografischen Wandels wird der deutsche Arbeitsmarkt spätestens nach 2025 mit einem massiven Arbeitskräftemangel konfrontiert .... In den „Gesundheitsberufen ohne Approbation" wird dieser Mangel schon ab 2018 eintreten .... Auch der Bedarf an Pflegepersonal, das Teil dieses Berufsfeldes ist, kann bei einer Fortschreibung der derzeitigen alters- und geschlechtsspezifischen Krankenhausdiagnose- und Pflegewahrscheinlichkeiten (Status-quo-Szenario) und unter Beibehaltung der derzeitigen Beschäftigtenstruktur zu diesem Zeitpunkt nicht mehr gedeckt werden."* In einer späteren Analyse zur Arbeitsmigration in Pflegeberufen kommen Afentakis & Maier 2013[4] zu dem Ergebnis, dass *„Arbeitsmigrantinnen/-migranten in Pflegeberufen vor allem aus den östlichen EU-Staaten und der ehemaligen Sowjetunion zuwander-*

---

[1] Statistisches Bundesamt, *Bevölkerung Deutschlands bis 2060. 13. koordinierte Bevölkerungsvorausberechnung.* 2015, Berlin: Statistisches Bundesamt.
[2] Statistisches Bundesamt, *Pflegestatistik 2013 - Pflege im Rahmen der Pflegeversicherung. Deutschlandergebnisse 2015.* Wiesbaden.
[3] Afentakis, Anja; Maier, Tobias (2010): Projektionen des Personalbedarfs und -angebots in Pflegeberufen bis 2025. In: Wirtschaft und Statistik, H. 11. S. 990-1002.
[4] Afentakis, A.; Maier, T (2013): Sind Pflegekräfte aus dem Ausland ein Lösungsansatz, um den wachsenden Pflegebedarf decken zu können? * Analysen zur Arbeitsmigration in Pflegeberufen im Jahr 2010. In: Bundesgesundheitsblatt, Gesundheitsforschung, Gesundheitsschutz, Jg. 56, H. 8, S. 1072-1080.

ten. ... Angesichts der rückläufigen Entwicklung neu zugewanderter Arbeitsmigrantinnen/-migranten in Pflegeberufen in den letzten 10 Jahren, kann die Arbeitsmigration wohl langfristig nur in einem geringen Ausmaß dazu beitragen, die Pflegekräftelücke zu schließen. Sie ist im Gegensatz zur Steigerung der Ausbildungsquoten und Erwerbsbeteiligung eher als ein temporäres Instrument anzusehen." Eine aktuelle Studie der Bertelsmann-Stiftung[5] unter 600 Personalverantwortlichen aus Pflegeunternehmen zeichnet ebenfalls das Bild großer Personalbedarfe, die nicht adäquat gedeckt werden – aber auch hier werden Rekrutierungen von Fachpersonal aus dem Ausland nur sehr eingeschränkt als Lösung gesehen – insbesondere für große Unternehmen. Neben osteuropäischen EU-Staaten ist hier insbesondere auch Spanien im Fokus der Betriebe als Anwerbeland.

Vor diesem Hintergrund greift die vorliegende Masterarbeit ein hoch aktuelles Thema auf. Mit knapp 600 bundesweit befragten Einrichtungen sowohl aus der ambulanten und wie auch der stationären Pflege ist es gelungen, in vergleichbare Dimensionen wie die Studie der Bertelsmann-Stiftung vorzustoßen, die durch das Zentrum für Europäische Wirtschaftsforschung und das Institut für Europäische Gesundheits-und Sozialwirtschaft in Zusammenarbeit TNS Emnid durchgeführt wurden. Allein dies ist für eine Masterarbeit schon als außergewöhnlich hervorzuheben.

Knapp die Hälfte der in der vorliegenden Studie der befragten Einrichtungen und Dienste weisen dabei Erfahrungen mit Auslandsrekrutierung aufgrund eines Fachkräftemangels auf. Die Ergebnisse zeigen zudem, dass eine Auslandsrekrutierung eher für Pflegeheime, Einrichtungen in privater Trägerschaft sowie für Einrichtungen aus westlichen Bundesländern berichtet wurde. Die Arbeit kommt daher zu dem Schluss, dass Auslandsrekrutierungen für Pflegeeinrichtungen durchaus eine häufig genutzte Option sind, es wird jedoch auch deutlich darauf hingewiesen, dass insbesondere bei der Verringerung bürokratischer Hürden (wie z.B. bei Anerkennungsverfahren ausländischer Qualifikationen) ein deutliches Verbesserungspotential besteht. Neben der Veröffentlichung der bemerkenswerten und praxisrelevanten, aktuellen Ergebnisse, sollte die vorliegende Arbeit insbesondere auch zukünftigen Absolventen und Absolventinnen Mut machen, sich auch in einer Qualifizierungsarbeit an eigenständige empirische Forschungsvorhaben zu wagen und so damit beizutragen, dass pflegewissenschaftliche Forschung zukünftig noch selbstverständlicher ihren Platz in der Wissenschaftslandschaft findet und als gleichberechtigte Disziplin wahrgenommen wird.

Prof. Dr. Karin Wolf-Ostermann

Universität Bremen / Lehrstuhl für Pflegewissenschaftliche Versorgungsforschung

---

[5] Bonin, H., Braeseke, G., Ganserer, A. (2015). Internationale Fachkräfterekrutierung in der deutschen Pflegebranche. Chancen und Hemmnisse aus Sicht der Einrichtungen. Bertelsmann-Stiftung.

Inhaltsverzeichnis

Abbildungsverzeichnis

Tabellenverzeichnis

Abkürzungsverzeichnis

AGVP	Arbeitgeberverband Pflege
BDA	Bundesvereinigung Deutscher Arbeitgeber
bzw.	beziehungsweise
df	degrees of freedom
d.h.	das heißt
EU	Europäische Union
EURES	European Employment Services
GIZ	Deutsche Gesellschaft für Internationale Zusammenarbeit
ICN	International Council of Nurses
KI	Konfidenzintervall
OECD	Organisation for Economic Co-operation and Development
OR	Odds Ratio
Ref.	Referenzkategorie
SD	standard deviation
SGB	Sozialgesetzbuch
SPSS	Statistical Package for the Social Sciences
u.a.	unter anderem
VZÄ	Vollzeitäquivalente
WHO	World Health Organization
ZAV	Zentrale Auslands- und Fachvermittlung

Zusammenfassung

Hintergrund: Aktuell kann für Pflegeberufe ein flächendeckender Fachkräftemangel verzeichnet werden. Bis zum Jahr 2030 wird erwartet, dass die Nachfrage nach professionellem Pflegepersonal ansteigt und sich das Erwerbspotenzial verringert, woraus eine Versorgungslücke von 435.000 Vollzeitäquivalenten angenommen wird.

Zielstellung: Es wurde untersucht, ob Pflegeeinrichtungen in der Rekrutierung von Pflegefachkräften aus dem Ausland eine Chance sehen, dem Fachkräftemangel entgegenzuwirken und wie hoch die Zufriedenheit der Pflegeeinrichtungen mit dem Rekrutierungsprozess sowie der Beschäftigung von ausländischem Pflegefachpersonal ist.

Methode: Bundesweit wurde eine Querschnittserhebung anhand einer Online-Befragung von ambulanten Pflegediensten und Pflegeheimen durchgeführt. Von den 571 Studienteilnehmern wurden Daten über die Merkmale der Pflegeeinrichtung, den Rekrutierungsprozess und die Beschäftigung von ausländischem Pflegefachpersonal erfasst. Mittels einer logistischen Regression wurde der Zusammenhang zwischen Merkmalen der Einrichtungen und der Rekrutierungserfahrung untersucht.

Ergebnisse: Von den Pflegeeinrichtungen mit Fachkräftemangel entschieden sich 43,28% für eine Auslandsrekrutierung. Eine erhöhte Wahrscheinlichkeit einer Auslandsrekrutierung konnte für Pflegeheime, Einrichtungen in privater Trägerschaft sowie für Einrichtungen aus westlichen Bundesländern ermittelt werden. Die Zufriedenheit über die Rekrutierungserfahrung fällt allgemein geringer aus, als die über die Beschäftigung von ausländischem Pflegefachpersonal (sehr bzw. eher zufrieden: 29,63%; 50,0%).

Schlussfolgerung: Die Auslandsrekrutierung stellt für Pflegeeinrichtungen eine häufig genutzte Option gegen den Fachkräftemangel dar. Verbesserungspotenzial besteht u.a. in der Anpassung des Anerkennungsverfahrens der ausländischen Qualifikation in den Bundesländern.

Schlüsselwörter: *Fachkräftemangel, Pflege, Auslandsrekrutierung, internationale Pflegefachkräfte, Pflegeeinrichtung*

Abstract

Background: Currently there has been an overall shortage of nursing professionals. By the year 2030 it can be expected, that the demand for qualified nursing staff is increasing and the labour force potential is declining. This might result in a healthcare gap of 435.000 full-time-equivalents.

Objective: It was studied, if nursing facilities see an opportunity in the recruitment of nursing professionals from abroad, to counter the shortage of skilled labour and how satisfied the nursing facilities are with the recruiting process and the employment of foreign nursing staff.

Methods: Nationwide a cross-sectional study, based on an online survey, among outpatient care services and nursing homes, was conducted. From the 571 study participants, data of the characteristics of the nursing facilities, the recruiting process and the employment of the foreign nursing professionals was recorded. A logistic regression analysis was performed to establish the relationship between the characteristics of nursing facilities and their experience in recruiting abroad.

Results: 43,28% of the nursing facilities, who are affected by the skills shortage, decided to recruit from abroad. An increased probability of recruiting abroad has been observed in nursing homes, privately-run institutions and institutions from western Germany. The degree of satisfaction with the recruiting process is in general lower as the satisfaction with the employment of foreign nursing professionals (very or rather satisfied: 29,63%; 50,0%).

Conclusions: Nursing facilities often make use of the possibility to recruit from abroad in order to counter the shortage of skilled labour. Potential for improvement exists in adaption of the recognition process of the professional qualification in the federal states.

Keywords: *skills shortage, nursing care, recruiting abroad, international nursing professionals, nursing facilities*

Anmerkungen

Zugunsten einer besseren Lesbarkeit der vorliegenden Masterarbeit wurde darauf verzichtet, im Text beide Geschlechter zu nennen. Es wird stets die männliche, statt der weiblichen Form verwendet. Damit soll keinesfalls eines der beiden Geschlechter benachteiligt oder diskriminiert werden. Es sind immer beide Geschlechter gemeint.

1. Einleitung

„Altenpflege in Not: 50.000 Pflegekräfte fehlen in Deutschland" (3sat, 2015), „Dem Land gehen die Pflegekräfte aus" (SWR, 2015) und Pflegenotstand in Deutschland: Am Ende leiden die Patienten" (Götz, 2014). So lauteten einige der zahlreichen Schlagzeilen zum Themenbereich Fachkräftemangel in der Pflege.

Doch treffen diese Aussagen tatsächlich zu und wie wird sich die Fachkräftesituation in der Pflege in Zukunft entwickeln?

In der Tat ist bereits heute, wie in Kapitel 2.2 ausführlicher beschrieben, ein flächendeckender Fachkräftemangel im Bereich der Gesundheits- und Krankenpflege sowie insbesondere in der Altenpflege zu verzeichnen (Bundesagentur für Arbeit, 2013), welcher sich weiterhin noch verschärfen wird. Zukünftig ist zu erwarten, dass sich die Zahl der Pflegebedürftigen von derzeit 2,6 Millionen (Statistisches Bundesamt, 2015) auf 3,4 Millionen im Jahr 2030 erhöhen und gleichzeitig der Anteil an Pflegebedürftigen, welche formell versorgt werden um 54,2% im ambulanten Bereich sowie um 59,6% im stationären Bereich ansteigen wird. Hinzukommt, dass aufgrund der demografischen Entwicklung, das Erwerbspotenzial in Deutschland zukünftig abnehmen wird und demzufolge weniger Pflegekräfte zur Verfügung stehen werden. Resultierend ist davon auszugehen, dass eine Versorgungslücke im Umfang von 435.000 Vollzeitäquivalenten im ambulanten sowie im stationären Pflegebereich bis zum Jahr 2030 zu erwarten ist (Rothgang et al., 2012).

Daher stellt sich nun die Frage, welche Strategien angewandt werden können, um dem Fachkräftemangel in der Pflege entgegenzuwirken?

Ein Ansatz besteht darin, die Strukturen sowie die Rahmenbedingungen im deutschen Pflegesektor zu verbessern, um möglichst viele junge Menschen für eine Ausbildung im Pflegebereich zu gewinnen und um weiterhin die professionellen Pflegenden lange an ihre berufliche Tätigkeit zu binden. Die Erhöhung der Attraktivität des Pflegeberufs stellt hierbei eine bedeutende Strategie dar. Dazu zählen u.a. eine Steigerung des Ansehens sowie der Wertschätzung der Tätigkeit als Pflegekraft in der Gesellschaft, welche beispielsweise durch eine angemessene Bezahlung der Tätigkeit erfolgen kann (Bundesministerium für Gesundheit, 2014a). Die Erweiterung der Arbeitszeiten, welche durch eine Anhebung von Teilzeit- auf Vollzeitstellen erzielt werden kann sowie die Steigerung von Beschäftigungschancen durch passende Umschulungsmaßnahmen fachfremder Arbeitnehmer, können ebenfalls dazu beitragen, dem Fachkräftemangel in der Pflege entgegenzuwirken (Vereinigung der bayerischen Wirtschaft, e.V., 2012).

Hinsichtlich des demografischen Wandels, welcher mit einem steigenden Bedarf an Pflege und einem sinkenden Angebot an Pflegekräften einhergeht, ist, neben der Verbesserung der Konditionen im Pflegebereich in Deutschland, ein weiterer Ansatz zu verfolgen. Die Rekrutierung von Pflegefachkräften aus dem Ausland, könnte ein zusätzlicher sowie unerlässlicher Bestandteil in der Abwendung des derzeitigen und zukünftigen Pflegenotstandes in Deutschland darstellen. Nach dem Auslaufen der Übergangsbestimmungen zur Arbeitnehmerfreizügigkeit für den jüngsten Mitgliedsstaat der Europäischen Union Kroatien, verfügen derzeitig alle Bürger der Europäischen Union Zugang zum Arbeitsmarkt in Deutschland (Ministerium für Arbeit, Soziales, Gesundheit, Frauen und Familie, 2015), (Bundesregierung, 2015). Überdies können kürzlich erleichterte Zugangsbedingungen für ausgebildete Fachkräfte in Engpassberufen aus Drittstaaten, wie u.a. Pflegefachkräfte (Bundesinstitut für Berufsbildung, 2014), dazu beitragen, die Versorgungslücke im Bereich der Pflege zu schmälern. Aufgrund der aktuellen Fachkräftesituation von Pflegekräften in Deutschland wurden einige Projekte der Bundesregierung, wie u.a. das Pilotprojekt Triple Win, initiiert, um Pflegefachkräfte aus dem Ausland zu rekrutieren (Bundesagentur für Arbeit, 2014b).

In der vorliegenden Masterarbeit sollen, aus aktuellem Anlass, die Chancen und Herausforderungen in der Rekrutierung von internationalen Pflegefachkräften, anhand einer bundesweiten quantitativen Befragung von Pflegeeinrichtungen, aufgezeigt werden. Hierfür werden zunächst im zweiten Kapitel die theoretischen Grundlagen über die Fachkräftesituation von Pflegekräften in Deutschland dargelegt. Es folgt im dritten Kapitel die Beschreibung der Ziel- und Fragestellung der vorliegenden Masterarbeit sowie die methodische Vorgehensweise der Datenerhebung und -auswertung. Anschließend erfolgt im vierten Kapitel die Darstellung der Ergebnisse der Befragung sowie im fünften Kapitel die kritische Betrachtung der Ergebnisse im Diskussionsteil. Abschließend wird in Kapitel sechs ein Fazit gegeben.

2. Fachkräftesituation von Pflegekräften in Deutschland

Um ein grundlegendes Verständnis über die Thematik zu erlangen, werden zunächst erforderliche Begriffe zu dem Themenbereich „Pflege in Deutschland" in Abschnitt 2.1 definiert. Es folgt eine Darstellung des Themas „Fachkräftemangel von Pflegekräften in Deutschland" in Abschnitt 2.2. Anschließend wird in Abschnitt 2.3 eine Übersicht über die Thematik der Rekrutierung von Pflegekräften aus dem Ausland gegeben, welche eine Lösungsstrategie zur Abwendung des Pflegefachkräftemangels in Deutschland darstellen kann.

2.1 Pflege in Deutschland

Im nachkommenden Abschnitt soll ein Überblick über die Pflege in Deutschland gegeben werden. Dies beinhaltet Begriffsdefinitionen zu Pflege, Pflegebedürftigkeit und Pflegestufen sowie die Erläuterung der Arten der Versorgung von Pflegebedürftigen in Deutschland. In der vorliegenden Masterarbeit wird die Pflege auf den Bereich der Leistungen nach der sozialen Pflegeversicherung, wie diese im elften Buch des SGB (Sozialgesetzbuch) geregelt werden, begrenzt.

2.1.1 Begriffsdefinitionen Pflege und Pflegebedürftigkeit

Der Bereich der Pflege kann untergliedert werden in die informelle Pflege, bei der die Pflege durch direkte Bezugspersonen wie Angehörige, Nachbarn oder Freunde wahrgenommen wird (Geyer und Schulz, 2014) sowie die formelle oder auch professionelle Pflege, bei der die Pflege durch ausgebildete Personen im Bereich der Pflege wie u.a. Altenpfleger, Gesundheits- und Krankenpfleger oder Gesundheits- und Kinderkrankenpfleger erfolgt. Nach dem ICN (International Council of Nurses), einem Zusammenschluss von mehr als 130 Berufsverbänden der Pflege weltweit, wird die formelle Pflege definiert, als die selbständige Versorgung und Betreuung von Menschen jeden Alters. Dazu gehören Familien und Lebensgemeinschaften sowie Gruppen oder soziale Gemeinschaften, unabhängig davon ob sie krank oder gesund sind, in allen Lebenslagen. Die Kernaufgaben in der Pflege bestehen u.a. darin, Gesundheit zu fördern, Krankheiten zu verhüten und kranke, behinderte sowie sterbende Menschen zu versorgen und zu betreuen. Weiterhin sollen Interesse und Bedürfnisse wahrgenommen, eine sichere Umgebung gefördert sowie die Forschung, Gesundheitspolitik und Bildung unterstützt werden (International Council of Nurses, 2014).

Der Begriff der Pflegebedürftigkeit wird nach dem Paragraph 14 des elften Sozialgesetzbuches folgendermaßen definiert:

*„Pflegebedürftig im Sinne dieses Buches sind Personen, die wegen einer **körperlichen, geistigen oder seelischen Krankheit oder Behinderung** für die **gewöhnlichen und regelmäßig wiederkehrenden Verrichtungen** im Ablauf des täglichen Lebens auf Dauer, voraussichtlich für mindestens sechs Monate, in erheblichem oder höherem Maße der Hilfe bedürfen."* (Sozialgesetzbuch, 2014a)

Während nach der oben genannten Definition von Pflegebedürftigkeit unter einer körperlichen Krankheit Verluste, Lähmungen oder andere Funktionsstörungen am Stütz- und Bewegungsapparat sowie Funktionsstörungen der inneren Organe oder der Sinnesorgane zählen, kennzeichnen sich unter den geistigen und seelischen Erkrankungen Störungen des Zentralnervensystems wie Antriebs-, Gedächtnis- oder Orientierungsstörungen sowie endogene Psychosen, Neurosen oder geistige Behinderungen.
Die oben stehenden „gewöhnlichen und regelmäßigen wiederkehrenden Verrichtungen" umfassen den Bereich der Körperpflege wie u.a. das Waschen, Duschen oder Baden sowie den Bereich der Ernährung. Ergänzend zählen hierzu der Bereich der Mobilität, welcher u.a. das selbstständige Aufstehen, Gehen oder Stehen beinhaltet sowie den Bereich der hauswirtschaftlichen Versorgung mit u.a. den Verrichtungen Einkaufen, Kochen oder Reinigen der Wohnung (Sozialgesetzbuch, 2014a).

2.1.2 Begriffsdefinition Pflegestufen

In Paragraph 14 des elften Sozialgesetzbuches wird geregelt, welche Voraussetzungen erfüllt sein müssen, um im Sinne des SGB XI als pflegebedürftig eingestuft zu werden. Im Folgenden werden die verschiedenen Pflegestufen kurz vorgestellt.
Zu der Pflegestufe 1 zählen Pflegebedürftige, wenn eine erhebliche Pflegebedürftigkeit besteht. Diese liegt vor, wenn eine Person aus mindestens zwei der Verrichtungen aus den Bereichen Körperpflege, Ernährung oder Mobilität mindestens einmal täglich Hilfe

benötigt und zudem mehrfach in der Woche auf Hilfe in der hauswirtschaftlichen Versorgung angewiesen ist.

Die Pflegestufe 2 oder auch Schwerpflegebedürftigkeit liegt hingegen vor, wenn eine Person bei den Verrichtungen in der Körperpflege, Ernährung und Mobilität mindestens dreimal täglich zu verschiedenen Zeiten Hilfe benötigt und zudem mehrfach in der Woche auf Hilfe in der hauswirtschaftlichen Versorgung angewiesen ist.

Die Pflegestufe 3, welche auch als Schwerstpflegebedürftigkeit bezeichnet wird, liegt vor, wenn eine Person zu jeder Zeit auf Hilfe in den Bereichen der Körperpflege, Ernährung und Mobilität angewiesen ist. Zudem wird mehrfach in der Woche Hilfe in der hauswirtschaftlichen Versorgung benötigt (Sozialgesetzbuch, 2014b).

Neben den drei oben aufgeführten Pflegestufen wurde die sogenannte Pflegestufe 0 eingeführt, welche den Leistungen nach Paragraph 45a und Paragraph 45b des SGB XI entsprechen. Zu der Pflegestufe 0 zählen Personen, die dauerhaft und erheblich in ihrer Alltagskompetenz eingeschränkt sind, jedoch der Umfang ihres Bedarfes in der Grundpflege und der hauswirtschaftlichen Versorgung die Pflegestufe 1 nicht erreicht. Durch die Einführung dieser Pflegestufe werden insbesondere auch Personen, die an Demenz erkrankt sind, berücksichtigt (Bundesministerium für Gesundheit, 2015a), (Pflegeverantwortung, o.J.).

2.1.3 Arten der Versorgung von Pflegebedürftigen

Die Versorgung von Pflegebedürftigen kann durch eine häusliche Pflege oder durch eine stationäre Betreuung erfolgen. Nachstehend wird ein kurzer Überblick über die verschiedenen Versorgungsformen gegeben.

Eine Betreuung von Pflegebedürftigen zu Hause kann entweder allein durch Angehörige oder durch eine vollständige bzw. teilweise Unterstützung durch ambulante Pflegedienste oder Einzelpflegefachkräfte erfolgen. Pflegebedürftige (Personen der Pflegestufen 1 bis 3) und Personen, welche auf Dauer eine erheblich eingeschränkte Alltagskompetenz aufweisen (Pflegestufe 0), können durch Sachleistungen, welche eine Betreuung durch Pflegedienste vorsieht, Pflegegeld oder eine Kombination aus beidem (Kombinationsleistung) unterstützt werden. Je nach Pflegestufe unterscheidet sich hierbei die Höhe der Leistungen (Bundesministerium für Gesundheit, 2015b).

Bei einer stationären Versorgung wird zwischen einer vollstationären und einer teilstationären Versorgung sowie einer Kurzzeitpflege unterschieden. Eine vollstationäre Versorgung von Pflegebedürftigen wird gewährt, wenn eine häusliche oder teilstationäre Pflege nicht realisierbar ist bzw. nicht in Betracht kommt. Das Erfordernis einer vollstationären Pflege wird von dem Medizinischen Dienst der Krankenversicherung geprüft bzw. bei Pflegestufe 3 vorausgesetzt. Eine teilstationäre Versorgung wird bewilligt, wenn die Pflege zu Hause nicht in ausreichendem Umfang gewährleistet werden kann bzw. diese die häusliche Pflege ergänzen oder stärken soll. Hierbei kann die formelle Pflege am Tag oder während der Nacht erfolgen. Eine Kurzzeitpflege kann von Pflegebedürftigen bis zu vier Wochen im Kalenderjahr in Anspruch genommen werden. Ein Bedarf an Kurzzeitpflege besteht u.a. im Übergang an einen Krankenhausaufenthalt oder wenn zunächst schwierige Situationen bei der häuslichen Pflege bewerkstelligt werden müssen. Die Höhe der Leistungen der Pflegeversicherung bei der vollstationären sowie der teilstationären Versorgung ist abhängig von der jeweiligen Pflegestufe des Patienten. Im Gegensatz dazu wird bei den Leistungen einer Kurzzeitpflege nicht zwischen den verschiedenen Pflegestufen unterschieden (Bundesministerium für Gesundheit, 2014b).

2.2 Fachkräftemangel von Pflegekräften in Deutschland

In diesem Abschnitt werden zunächst die Begriffe der Fachkraft, des Fachkräftemangels sowie der Pflegekraft näher erläutert. Anschließend folgt eine Darstellung der aktuellen und zukünftigen Entwicklungen der Pflegekräftenachfrage sowie des -angebots. Resultierend daraus lässt sich die Versorgungslücke im Bereich der Pflege darlegen. Abschließend werden die Ursachen und die Auswirkungen des Fachkräftemangels von Pflegekräften in Deutschland näher erörtert.

2.2.1 Begriffsdefinitionen von Fachkräften und Fachkräftemangel

Eine Fachkraft wird definiert als eine Person, welche entweder einen anerkannten akademischen Abschluss oder eine anerkannte anderweitige, mindestens zweijährige abgeschlossene Berufsausbildung vorweisen kann.

Ein Fachkräftemangel herrscht vor, wenn die Nachfrage nach Fachkräften, das Angebot an Fachkräften übersteigt und die Nachfrage demnach nicht bzw. nicht hinlänglich gedeckt werden kann. Dies kann sich auf die gesamte Wirtschaft beziehen oder nur einzelne Teilarbeitsmärkte betreffen (Deutscher Bundestag, 2011). Hinsichtlich des zeitlichen Verlaufs kann ein Fachkräftemangel kurz- und mittelfristig oder auch langfristig auftreten.

Als Gründe für einen kurz- bzw. mittelfristigen Fachkräftemangel können u.a. konjunkturelle Aufschwünge, lange Ausbildungszeiten oder fehlende Transparenz auf dem Arbeitsmarkt angeführt werden. Ein langfristiger Fachkräftemangel kann u.a. aufgrund der demografischen Entwicklung sowie durch Schwächen im Bildungssystem entstehen. Als weitere Ursache für einen Personalengpass kann die Mismatch-Problematik genannt werden. Diese liegt vor, wenn genügend offene Stellen auf dem Arbeitsmarkt verfügbar sind, diese jedoch nicht besetzt werden können und gleichzeitig eine dauernde Arbeitslosigkeit in der Bevölkerung vorherrscht. Ein „Mismatch" auf dem Arbeitsmarkt kann u.a. durch Qualitätsmängel des Arbeitsangebots, mangelnder Transparenz auf dem Arbeitsmarkt sowie mangelnder Motivation und Mobilität der Bewerber auftreten (Price Waterhouse Coopers, 2010).

2.2.2 Begriffsdefinition Pflegekraft

Der Begriff der Pflegekraft vereint diverse Berufe im Gesundheitswesen, deren Fokus auf dem Gebiet der Pflege liegt. Zu den Pflegekräften zählen zum einen Hilfskräfte in der Pflege, wie u.a. Pflegehelfer mit mindestens einjähriger Pflegeausbildung oder Pflegehelfer ohne Pflegeausbildung. Zum anderen umfasst das Berufsbild der Pflegekraft auch den Bereich der Pflegefachkraft, welches im Sozialrecht definiert wird (Simon, 2012). Nach § 71 SGB XI wird eine Pflegefachkraft definiert als eine Person, die neben dem Abschluss einer Ausbildung als

- Gesundheits- und Krankenpfleger
- Gesundheits- und Kinderkrankenpfleger
- Altenpfleger
- Heilerziehungspfleger und -erzieher in ambulanten Pflegeeinrichtungen (je nach Landesrecht)

verfügt und zusätzlich eine praktische Berufserfahrung in dem erlernten Ausbildungsberuf von zwei Jahren innerhalb der letzten acht Jahre vorweisen kann (Sozialgesetzbuch, 2014c).

Bis heute stellt die Ausbildung in einem Gesundheitsfachberuf an einer berufsbildenden Schule den üblichen beruflichen Qualifikationsweg dar. Sonach erlangten im Jahr

2009/2010 etwa 21.000 Auszubildende den Berufsabschluss des Gesundheits- und Krankenpflegers, Gesundheits- und Kinderkrankenpflegers oder Altenpflegers. Die Anzahl der Berufsabschlüsse in den jeweiligen Berufsdisziplinen konnte über die letzten 20 Jahre etwa gleichbleibend gehalten werden.

Neben der Ausbildung an berufsbildenden Schulen, kann eine Qualifizierung in einem Gesundheitsfachberuf ebenfalls an Universitäten und Fachhochschulen in Form eines Studiums erlangt werden. Hierbei können primärqualifizierende sowie ausbildungsintegrierende Studiengänge unterschieden werden. Ein primärqualifizierendes Studium ist dadurch gekennzeichnet, dass u.a. der Abschluss des Gesundheits- und Krankenpflegers nach einer erfolgreichen Beendigung des Studiums erlangt wird. Bei einem ausbildungsintegrierten Hochschulstudium hingegen, wird eine Ausbildung in einem Gesundheitsfachberuf in das Studium eingegliedert. Die theoretische Lehre findet demnach sowohl an Hochschulen als auch an berufsbildenden Schulen statt. Ergänzend findet eine praktische Ausbildung in Praxiseinrichtungen wie u.a. Krankenhäusern, Praxen oder Gesundheitszentren statt. Studiengänge, welche für eine patientenorientierte Tätigkeit qualifizieren sollen, wurden nach den Änderungen des Krankenpflegegesetzes im Jahr 2007 erstmals eingeführt. Anfänglich wurden bundesweit 20 primärqualifizierende Bachelorstudiengänge mit je etwa 30 Studienplätzen jährlich, vorranging an Fachhochschulen, implementiert. Gegenwärtig beträgt die Anzahl der Studienanfänger im Bereich der Pflegewissenschaften bzw. Pflegemanagement 1.100 im Jahr 2010 und ist seit dem Jahr 2005 um 500 Studienanfänger angestiegen. Hierbei ist anzumerken, dass auch Studierende erfasst wurden, die keine patientenorientierte Ausbildung absolvierten. Im Jahr 2010 konnten 700 Personen mit einem erfolgreich abgeschlossenen Studium im Bereich der Pflegewissenschaft registriert werden.

Wie zu erkennen ist, beträgt der Anteil der Absolventen eines pflegewissenschaftlichen Studiengangs (700) an der Gesamtanzahl der Pflegekräfte mit einem Abschluss an berufsbildenden Schulen (21.000) gerade 3,3%. In Folge der Zunahme der Komplexität der Gesundheitsversorgung von Patienten und der Veränderung in der Arbeitsteilung empfiehlt der Wissenschaftsrat die Anzahl der Pflegekräfte mit Hochschulabschluss zu steigern. Angesichts des zukünftig steigenden Bedarfs an Pflegekräften wird als realistisches Ziel eine Akademisierungsquote von 10% bis 20% für Pflegeberufe angestrebt. Dies würde einen Ausbau von 2.100 bis 4.800 zusätzlichen Studienplätzen erfordern, bei einer Annahme von derzeit 600 Studienanfängern in patientenorientierten Studiengängen und einer Abbruchquote von etwa 20% (Wissenschaftsrat, 2012).

2.2.3 Nachfrage nach Pflegekräften – aktueller Stand und zukünftige Entwicklungen

Die Nachfrage nach Pflegekräften ist zum einen von der Anzahl der Pflegebedürftigen aber auch zum anderen von der jeweiligen Versorgungsart der Pflegebedürftigen abhängig. Die Versorgungsarten lassen sich, wie bereits in Kapitel 2.1.3 beschrieben, in eine Pflege durch Angehörige oder durch ambulante Pflegedienste und Pflegeheime unterteilen. Im folgenden Abschnitt werden der aktuelle Stand sowie die zukünftigen Entwicklungen der Nachfrage nach Pflegekräften dargestellt.

2.2.3.1 Aktueller Stand der Anzahl von Pflegebedürftigen nach der Versorgungsart in Deutschland

Wie in Abbildung 1 veranschaulicht, waren nach dem Pflegeversicherungsgesetz (SBG XI) zum Jahresende 2013 2,6 Millionen Menschen in Deutschland pflegebedürftig.

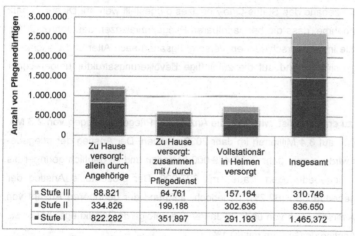

	Zu Hause versorgt: allein durch Angehörige	Zu Hause versorgt: zusammen mit / durch Pflegedienst	Vollstationär in Heimen versorgt	Insgesamt
Stufe III	88.821	64.761	157.164	310.746
Stufe II	334.826	199.188	302.636	836.650
Stufe I	822.282	351.897	291.193	1.465.372

Abbildung 1: Anzahl von Pflegebedürftigen in Deutschland in 2013 nach Art der Versorgung und Pflegestufen
Quelle: Statistisches Bundesamt, 2015 (eigene Darstellung)

Bei mehr als der Hälfte der Pflegebedürftigen (56,0%; 1.465.372) lag die Pflegestufe 1 gemäß der Definition des Pflegeversicherungsgesetzes vor. Es folgen Personen der Pflegestufe 2 (32,0%; 836.650) und der Pflegestufe 3 (12%; 310.746). Der Großteil der Pflegebedürftigen (48,0%) wurde zu Hause von Angehörigen gepflegt. Bei 29,0% der Pflegebedürftigen erfolgte die Versorgung in vollstationären Heimen und 23,0% der Pflegebedürftigen wurden häuslich versorgt, entweder durch eine teilweise oder vollständige Pflege durch ambulante Pflegedienste. Hinsichtlich der demografischen Merkmale der Pflegebedürftigen war die Mehrzahl (65,0%) weiblich, 83,0% waren 65 Jahre und älter und 37,0% waren 85 Jahre und älter (Statistisches Bundesamt, 2015).

2.2.3.2 Zukünftige Entwicklungen der Anzahl von Pflegebedürftigen nach der Versorgungsart in Deutschland

Die zukünftige Entwicklung der Anzahl von Pflegebedürftigen sowie der Art der Versorgung der Pflegebedürftigen kann anhand verschiedener Annahmen berechnet werden. Zunächst soll das Szenario des Status-Quo-Ansatzes dargestellt werden. Dieser Ansatz beruht auf der Annahme, dass die beobachtbaren Pflegeprävalenzen des Jahres 2009, als auch die Anteile in den verschiedenen Versorgungsarten nach Alter und Geschlecht als konstant angenommen und auf die zukünftige Bevölkerungsstruktur umgerechnet werden.

Wie in Tabelle 1 zu erkennen ist, wird sich die Anzahl der Pflegebedürftigen von 2,3 Millionen im Jahr 2009 auf 3,4 Millionen im Jahr 2030 erhöhen. Der Anstieg der pflegebedürftigen Männer wird bis zum Jahr 2030 479.000 betragen und ist deutlich geringer als der Anstieg der pflegebedürftigen Frauen mit 627.000. Der prozentuale Anstieg der männlichen Pflegebedürftigen (62,2%) ist jedoch, aufgrund der geringeren Anzahl von Männern in den Altersgruppen von über 70 Jahren u.a. infolge der Weltkriege, höher als der prozentuale Anstieg der Frauen mit 40,1%.

Tabelle 1: Projektion der Zahl der Pflegebedürftigen in Deutschland nach Geschlecht, Versorgungsart und Pflegestufe (in Tausend)
Quelle: Rothgang et al., 2012

	2009	2030	Veränderung*	
			in Prozent	absolut
Insgesamt	2.330	3.435	47,4	1.105
ambulant	553	853	54,2	300
stationär	713	1.138	59,6	425
informell	1.063	1.443	35,7	380
Pflegestufe I	1.245	1.813	45,6	567
Pflegestufe II	794	1.200	51,2	407
Pflegestufe III	291	422	45,0	131
Männer	769	1.248	62,2	478
ambulant	176	320	82,0	144
stationär	179	328	83,5	149
informell	415	600	44,6	185
Pflegestufe I	407	662	62,5	255
Pflegestufe II	269	446	65,9	177
Pflegestufe III	94	141	50,1	47
Frauen	1.560	2.187	40,1	626
ambulant	378	533	41,3	156
stationär	535	810	51,6	276
informell	648	843	30,1	195
Pflegestufe I	838	1.151	37,3	313
Pflegestufe II	525	755	43,7	230
Pflegestufe III	197	281	42,6	84

*Abweichungen aufgrund von Rundungen sind möglich

Hinsichtlich der Versorgungsarten wird sich, basierend auf der Grundlage des Status-Quo-Ansatzes, der Anteil der Pflegebedürftigen, welche formell versorgt werden, um 54,2% im ambulanten Bereich sowie um 59,6% im stationären Bereich bis zum Jahr 2030 erhöhen. Der Anstieg der Pflegebedürftigen, welche durch Angehörige versorgt werden, wird auf 35,7% geschätzt. Die erhöhte Steigerung der formellen Pflege im Vergleich zu der informellen Pflege ist darauf zurückzuführen, dass bis zum Jahr 2030 der Anteil der über 85-jährigen stark zunehmen wird und diese Altersgruppe häufiger ambulant bzw. stationär versorgt wird, als die jüngeren Pflegebedürftigen (Rothgang et al., 2012).

Aufgrund des begrenzten Umfangs der vorliegenden Masterarbeit, werden weitere Szenarien in Bezug auf die Entwicklung der Anzahl der Pflegebedürftigen sowie der Versorgungsarten im nachfolgenden nur kurz dargestellt.

Eine weitere Annahme zur Berechnung der zukünftigen Pflegebedürftigen in Deutschland besteht in dem Szenario der sinkenden Pflegequoten. Hier wird davon ausgegangen, dass das Pflegerisiko in den Altersgruppen, aufgrund der Verbesserungen des Gesundheitszustandes in Folge des medizinisch-technischen Fortschritts oder eines gesünderen Lebensstils, sinkt. Demzufolge findet eine Verschiebung des Pflegerisikos in ein höheres Lebensalter, gemäß der steigenden Lebenserwartung, statt. In Abbildung 2 soll der Vergleich der beiden Szenarien des „Status-Quo-Ansatzes" und der „sinkenden Pflegequoten" verglichen werden. In beiden Szenarien ist zu erkennen, dass die Anzahl der Pflegebedürftigen weiter ansteigen wird. Bis zum Jahr 2030 steigt die Anzahl der Pflegebedürftigen im Status-Quo-Szenario auf 3,4 Millionen Pflegebedürftige an und beträgt 400.000 Pflegebedürftige mehr als im Szenario „sinkende Pflegequoten" mit 3,0 Millionen Pflegebedürftigen. Bis zum Jahr 2050 wird im Szenario des „Status-Quo-Ansatzes" der Anteil der Pflegebedürftigen auf 4,5 Millionen ansteigen und demzufolge um 700.000 Pflegebedürftige höher liegen, als im Szenario der „sinkenden Pflegequoten" mit 3,8 Millionen Pflegebedürftigen (Statistisches Bundesamt, 2010).

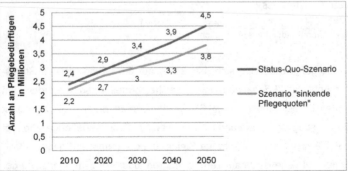

Abbildung 2: Pflegebedürftige insgesamt in Deutschland von 2005 bis 2050 - Vergleich Status-Quo-Szenario und Szenario „sinkende Pflegequoten"
Quelle: Statistisches Bundesamt, 2010

In Hinsicht auf die Versorgungsarten können weitere Szenarien modelliert werden. So könnte sich in Zukunft die Inanspruchnahme der formellen Pflege erhöhen, welches zu einem zusätzlichen Anstieg in der Nachfrage nach Pflegekräften führen würde. Mögliche

Faktoren für eine Verschiebung der informellen Pflege in Richtung formelle Pflege könnten darin bestehen, dass es aufgrund einer immer älter werdenden Gesellschaft und einer steigenden Anzahl von Kinderlosigkeit bzw. einer geringeren Anzahl von Kindern pro Pflegebedürftigen, weniger junge Familienangehörige gibt, die die Pflege übernehmen können. Weiterhin werden weniger Familienangehörige, aufgrund des Anstiegs der Erwerbsquote und insbesondere der Frauenerwerbsquote, dazu bereit sein, die Pflege von Angehörigen zu übernehmen. Hinzu kommt, dass der Anteil der Einpersonenhaushalte ansteigt und ein Trend zu weniger festen Partnerschaften besteht, welches ebenfalls zu einer Verschiebung von einer informellen zu einer formellen Versorgungsart führen könnte. Dieses Szenario wird dadurch gestärkt, dass sich der Trend der gestiegenen Inanspruchnahme der formellen Pflege in den Jahren von 1999 bis 2009 auch in Zukunft weiter fortsetzen wird.

Entgegengesetzt der oben dargestellten Annahme könnte ein weiteres Szenario darin bestehen, dass der Anteil der Pflegebedürftigen ansteigt, die Anzahl der stationär versorgten Pflegebedürftigen jedoch unverändert bleibt. Der Grundsatz „ambulant vor stationär" würde somit realisiert werden und demzufolge würde die Nachfrage nach Pflegekräften im stationären Bereich auch in Zukunft unverändert bleiben. Dieses Szenario würde allerdings eine Veränderung in der Pflegepolitik voraussetzen (Rothgang et al., 2012).

2.2.4 Angebot von Pflegekräften – aktueller Stand und zukünftige Entwicklungen

Nachfolgend soll der Status-Quo des Pflegekräfteangebots in ambulanten Pflegediensten sowie in Pflegeheimen kurz aufgezeigt werden. Dies beinhaltet neben den Informationen über die Anzahl der Beschäftigten u.a. auch Angaben über das Alter, das Beschäftigungsverhältnis und den Tätigkeitsbereich. Anschließend folgt eine Darstellung der zukünftigen Entwicklungen des Pflegekräfteangebots.

2.2.4.1 Aktueller Stand des Pflegekräfteangebots in Deutschland

Zum Jahresende 2013 waren im Sinne des SGB XI insgesamt 320.077 Personen in den 12.745 ambulanten Pflegediensten bundesweit beschäftigt (siehe Abbildung 3). Dies entspricht ca. 213.000 Vollzeitäquivalenten, wenn eine Gewichtung der jeweiligen Arbeitszeit vorgenommen wird. Von den 320.077 Mitarbeitern waren 87,0% weiblich. Etwa die Hälfte der Beschäftigten (48,0%) waren „30 bis 49 Jahre" alt. Zu den „unter 30-jährigen" zählten 16,0% der Mitarbeiter und 36,0% waren 50 Jahre und älter. Über 70,0% der Mitarbeiter in ambulanten Pflegediensten übten eine Teilzeitbeschäftigung aus. Vollzeitbeschäftigt waren hingegen 27,0% der Mitarbeiter. Zu den weiteren Beschäftigungsverhältnissen können die sonstigen Helfer gezählt werden. Hierbei beträgt der Anteil in der ambulanten Pflege 3,0%. Zu den sonstigen Helfern zählen Auszubildende, (Um)Schüler, Helfer im freiwilligen sozialen Jahr sowie des Bundesfreiwilligendienstes. Die Haupttätigkeit der Mitarbeiter in ambulanten Pflegediensten stellte die Grundpflege dar. Insgesamt übten 69,0% der Angestellten diese Tätigkeit hauptsächlich aus. Von diesen Mitarbeitern verfügten 57,0% über eine abgeschlossene Berufsausbildung aus den Bereichen Gesundheits- und Krankenpflege (28,0%), Altenpflege (26,0%) oder Gesundheits- und Kinderkrankenpflege (3,0%).

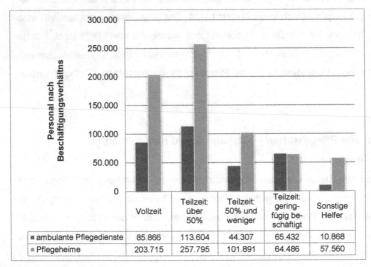

Abbildung 3: Anzahl des Personals nach Beschäftigungsverhältnis in ambulanten Pflegediensten und Pflegeheimen
Quelle: Statistisches Bundesamt, 2015 (eigene Darstellung)

In Pflegeheimen hingegen waren gemäß dem SGB XI 685.447 Mitarbeiter zum Jahresende 2013 in 13.030 Einrichtungen deutschlandweit tätig (siehe Abbildung 3). Dies entspricht, nach einer Gewichtung der Arbeitszeiten, ca. 491.000 Vollzeitäquivalenten. Ein Großteil des Personals in Pflegeheimen war weiblich (85,0%). Hinsichtlich der Altersstruktur war die Mehrheit der Beschäftigten (48,0%) „30 bis 49" Jahre" alt, 19,0% konnte zu den „unter 30-jährigen" gezählt werden und 38,0% war 50 Jahre und älter. Eine Teilzeittätigkeit übten 62,0% der Mitarbeiter aus, hingegen arbeiteten 30,0% in Vollzeit. Weitere 8,0% des Personals waren sonstige Helfer, wie Auszubildende, (Um)Schüler, Helfer im freiwilligen sozialen Jahr und des Bundesfreiwilligendienstes. In Pflegeheimen lag der Hauptarbeitsschwerpunkt in dem Bereich Pflege und Betreuung. Zwei Drittel (66,0%) der Beschäftigten waren in diesem Bereich beschäftigt. Davon hatten 45,0% entweder einen Abschluss in der Altenpflege (34,0%), in der Gesundheits- und Krankenpflege (11,0%) oder in der Gesundheits- und Kinderkrankenpflege (1,0%) (Statistisches Bundesamt, 2015).

2.2.4.2 Zukünftige Entwicklung des Pflegekräfteangebots in Deutschland

Inwiefern sich das Angebot an Pflegekräften in Deutschland zukünftig entwickeln wird, hängt u.a. von dem Erwerbspotenzial der deutschen Bevölkerung ab. Demzufolge würde bei einem Anstieg der Anzahl der erwerbsfähigen Personen im Alter von 19 bis 64 Jahren mehr Menschen für den Arbeitsmarkt und auch für den Pflegesektor zur Verfügung stehen. Umgekehrt ist bei einem Rückgang des Erwerbspotenzials eine geringere Anzahl von Erwerbstätigen im Pflegesektor zu erwarten. Insgesamt kann festgestellt werden, dass sich das Erwerbspotenzial für den Zeitraum von 2009 bis 2030 in Deutschland um 5,8% vermindern wird. Insbesondere die Regionen in Ostdeutschland, Hessen und Saarland werden hiervon betroffen sein. Für den ambulanten Pflegebereich wird für das Jahr 2030 ein Pflegekräfteangebot von 154.000 Vollzeitäquivalenten prognostiziert. Im Vergleich zu 2009 mit 176.000 Vollzeitäquivalenten wäre dies ein Rückgang um 12,5%. Ebenso ist im stationären Bereich eine Verringerung des Pflegepersonals zu erwarten. Für das Jahr 2030 wird eine Reduzierung des Pflegepersonals von 441.000 Vollzeitäquivalenten im Jahr 2009 auf 386.000 Vollzeitäquivalenten berechnet. Dies entspricht einem Rückgang von 12,5% (Rothgang et al., 2012).

2.2.5 Aktuelle und zukünftige Versorgungslücke im Bereich der Pflege

In den vergangenen Jahren ist ein Zuwachs des Pflegepersonals sowohl in ambulanten Pflegediensten als auch in Pflegeheimen zu beobachten. So konnte zwischen 2011 und 2013 in ambulanten Pflegediensten ein Anstieg an Pflegekräften um 10,1% bzw. 29.000 Mitarbeiter und in Pflegeheimen um 3,7% bzw. 24.000 Mitarbeiter festgestellt werden.

Diese Zunahme ist, insbesondere in Pflegeheimen, auf die gestiegene Teilzeitbeschäftigung zurückzuführen. So stieg in Pflegeheimen die Anzahl der Teilzeitstellen für Pflegekräfte um 4,7% bzw. 19.000. Hingegen ist die Anzahl der Vollzeitbeschäftigten um 4,1%
bzw. um 9.000 Mitarbeiter gesunken. In ambulanten Pflegediensten stieg die Anzahl an
Teilzeitbeschäftigten um 9,1% bzw. 19.000 Pflegekräfte. Zusätzlich betrug der Zuwachs
an Vollzeitkräften in der ambulanten Pflege 7,7% bzw. 6.000 Mitarbeiter (Statistisches
Bundesamt, 2015).

2.2.5.1 Aktuelle Versorgungslücke im Bereich der Pflege

Trotz der Steigerung des Pflegepersonals in den vergangenen Jahren ist der aktuelle
Bedarf an Pflegefachkräften größer als das Angebot am Arbeitsmarkt. Nach einer Berechnung der Bundesagentur für Arbeit (2013) herrscht aktuell ein flächendeckender
Fachkräftemangel für die Berufe der Gesundheits- und Krankenpflege als auch der Altenpflege (siehe Abbildung 4).

Die Vakanzzeit von Stellenangeboten der Gesundheits- und Krankenpflege für Deutschland beträgt insgesamt 112 Tage. Diese liegt 35,0% über dem Bundesdurchschnitt bei
einer Betrachtung aller Berufe. Auf 100 gemeldeten Arbeitsstellen können rechnerisch
72 Arbeitslose zugeordnet werden. Werden die einzelnen Bundesländer separat betrachtet, dann liegt in allen westlichen Bundesländern sowie in Sachsen und Berlin ein Fachkräftemangel für Gesundheits- und Krankenpfleger vor. In Thüringen, Sachsen-Anhalt
und Brandenburg gibt es bereits Anzeichen für Engpässe. Lediglich in Mecklenburg-
Vorpommern ist kein Fachkräftemangel für Gesundheits- und Krankenpfleger zu verzeichnen.

Im Bereich der Altenpflege ist in allen Bundesländern ein Fachkräftemangel existent,
welcher sich im Vergleich zum Jahr 2012 noch verstärkt hat. Die Vakanzzeit für Stellen-
angebote im Bereich der Altenpflege wird auf 130 Tage berechnet. Diese liegt 56,0%
über dem Bundesdurchschnitt aller Berufe. Auf 100 gemeldete Stellen gibt es 36 Arbeitslose (Bundesagentur für Arbeit, 2013).

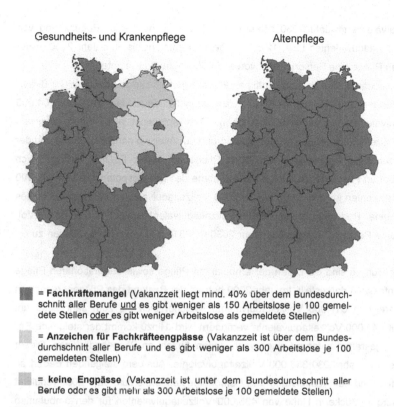

Gesundheits- und Krankenpflege   Altenpflege

■ = **Fachkräftemangel** (Vakanzzeit liegt mind. 40% über dem Bundesdurchschnitt aller Berufe <u>und</u> es gibt weniger als 150 Arbeitslose je 100 gemeldete Stellen <u>oder</u> es gibt weniger Arbeitslose als gemeldete Stellen)

■ = **Anzeichen für Fachkräfteengpässe** (Vakanzzeit ist über dem Bundesdurchschnitt aller Berufe und es gibt weniger als 300 Arbeitslose je 100
gemeldeten Stellen)

■ = **keine Engpässe** (Vakanzzeit ist unter dem Bundesdurchschnitt aller
Berufe oder es gibt mehr als 300 Arbeitslose je 100 gemeldete Stellen)

Abbildung 4: Aktueller Stand des Fachkräftemangels in der Gesundheits- und Krankenpflege sowie
der Altenpflege
Quelle: Bundesagentur für Arbeit, 2013

2.2.5.2 Zukünftige Versorgungslücke im Bereich der Pflege

Bis zum Jahr 2030 ist zu erwarten, dass sich die Unterversorgung in der Pflege sowohl
in der ambulanten als auch in der stationären Pflege weiter verschärfen wird. Die nachfolgenden Berechnungen der Versorgungslücke basieren auf der Grundlage des Status-
Quo-Ansatzes (siehe Kapitel 2.2.3.2). In ambulanten Pflegediensten ist, aufgrund der
wachsenden Anzahl von Pflegebedürftigen, mit einem Anstieg des Pflegebedarfs von
176.000 Vollzeitäquivalenten im Jahr 2009 bis 271.000 Vollzeitäquivalenten im Jahr
2030 zu rechnen. Dies entspricht einem Anstieg von 95.000 Vollzeitäquivalenten bzw.
54,0%. Zudem wird das Angebot des Pflegepersonals, wegen der Verringerung des Erwerbspotenzials der deutschen Bevölkerung, von 176.000 im Jahr 2009 auf 154.000

Vollzeitäquivalente im Jahr 2030 schrumpfen. Dies entspricht einer Reduzierung von 22.000 Vollzeitäquivalenten bzw. 12,5%. Insgesamt entsteht bis zum Jahr 2030 in der ambulanten Pflege eine Personallücke von 117.000 Vollzeitäquivalenten.

Auch im stationären Bereich ist zukünftig eine Versorgungslücke zu erwarten. Der Bedarf an Pflegekräften wird sich von 441.000 Vollzeitäquivalenten im Jahr 2009 auf 704.000 Vollzeitäquivalenten im Jahr 2030 erhöhen. Dies entspricht einer Steigerung von 263.000 Vollzeitäquivalenten bzw. 60,0% aufgrund der Alterung der Bevölkerung und der damit verbundenen wachsenden Anzahl an Pflegebedürftigen. Ebenso verringert sich das Angebot an Pflegekräften infolge der Abnahme des Erwerbspotenzials von 441.000 Vollzeitäquivalenten im Jahr 2009 auf 386.000 Vollzeitäquivalenten im Jahr 2030. Dies entspricht einer Reduzierung von 55.000 Vollzeitäquivalenten bzw. 12,5%. Schlussfolgernd ist eine Personallücke bis zum Jahr 2030 von 318.000 Vollzeitäquivalenten zu erwarten.

In der Abbildung 5 sind die Daten der ambulanten Pflege sowie der stationären Pflege zusammenfassend dargestellt. Im Jahr 2009 beträgt der Bestand des Pflegepersonals in beiden Bereichen 617.000 Vollzeitäquivalente, welcher sich bis zum Jahr 2030 um 77.000 auf 540.000 Vollzeitäquivalente verringern wird. Hinzu kommt der steigende Bedarf an Pflegekräften aufgrund einer wachsenden Anzahl an Pflegebedürftigen. Dieser beträgt bis zum Jahr 2030 358.000 Vollzeitäquivalente. Aus dem steigenden Bedarf an Pflegekräften und der Reduzierung des Personalbestands bis zum Jahr 2030 resultiert eine Versorgungslücke in Höhe von 435.000 Vollzeitäquivalenten für den ambulanten sowie den stationären Pflegebereich.

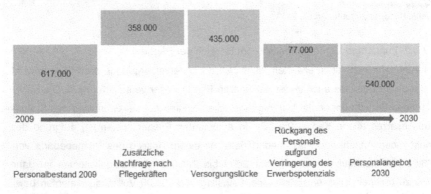

Abbildung 5: Versorgungslücke des Pflegepersonals bis 2030
Quelle: Rothgang et al., 2012 (eigene Darstellung)

2.2.6 Ursachen für einen Fachkräftemangel von Pflegekräften

Die Ursachen des Pflegefachkräftemangels sind vielfältig und hängen von verschiedenen Einflussfaktoren ab. Als Gründe für einen Fachkräftemangel in der Pflege können auf der Nachfrageseite nach Pflegekräften die gestiegene Anzahl von Pflegebedürftigen und auf der Angebotsseite von Pflegekräften die Reduzierung des Pflegepersonals genannt werden. Diese Veränderungen resultieren überwiegend aus dem demografischen Wandel und dem damit verbundenen Rückgang der Geburtenzahlen und der gleichzeitigen Alterung der Gesellschaft. Im Folgenden wird der demografische Wandel als Hauptursache des Pflegefachkräftemangels dargestellt sowie weitere Gründe aufgezeigt.

2.2.6.1 Demografischer Wandel

Ein bedeutender Einflussfaktor für den Fachkräftemangel in der Pflege stellt der demografische Wandel in unserer Gesellschaft dar. Dieser hat sowohl Auswirkungen auf die Nachfrage- als auch auf die Angebotsseite von Pflegekräften. In den kommenden Jahren und Jahrzehnten wird sich die Altersstruktur der Bevölkerung, aufgrund der sinkenden Geburtenraten und des Älterwerdens der aktuell stark besetzten Jahrgänge im mittleren Alter von 1955 bis 1964, enorm verändern (siehe Abbildung 6).

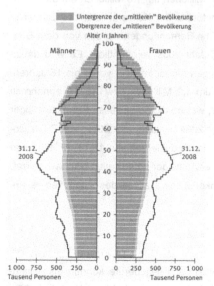

Abbildung 6: Altersaufbau der Bevölkerung in Deutschland in 2008 und 2060
Quelle: Statistisches Bundesamt, 2009

Demzufolge wird erwartet, dass im Jahr 2060 etwa 34,0% der Bürger 65 Jahre und älter sein werden und der Anteil der 70-jährigen zweimal so groß sein wird, wie die Anzahl der geborenen Kinder (Statistisches Bundesamt, 2009), (Bundesministerium des Innern, 2011). Diese Veränderung in der Altersstruktur und der damit verbundenen erhöhten Bevölkerungszahl in den Altersgruppen der über 60-Jährigen hat Auswirkungen auf die Anzahl der Pflegebedürftigen, denn mit zunehmendem Alter steigt die Wahrscheinlichkeit, von Krankheiten betroffen zu sein, die zur Pflegebedürftigkeit führen können. Sonach betrug im Jahr 2009 der Anteil der Pflegebedürftigen in der Altersgruppe der „70 bis unter 75-jährigen" 5,0% und stieg kontinuierlich mit steigendem Alter an. In der Alterskohorte der „über 90-jährigen" konnte die höchste Pflegequote mit insgesamt 62,0% verzeichnet werden (Statistisches Bundesamt, 2010). Diese Entwicklung führt dazu, dass in Zukunft mehr ältere Menschen auf die Hilfe von ausgebildeten Pflegekräften angewiesen sein werden.

Des Weiteren ist aufgrund der demografischen Entwicklung mit einem Rückgang der Beschäftigungszahlen in der Pflege zu rechnen. Innerhalb der Zeitperiode von 2011 bis 2025 wird sich die Anzahl der Schüler von 11,3 Millionen um 1,6 Millionen auf 9,7 Millionen reduzieren (Sekretariat der Ständigen Konferenz der Kultusminister der Länder in der Bundesrepublik Deutschland, 2013). Ähnliche Berechnungen wurden von dem Bundesministerium für Bildung und Forschung im Jahr 2009 veröffentlicht. Es wird davon ausgegangen, dass die Anzahl der schulpflichtigen Kinder im Alter von 6 bis 18 Jahren, innerhalb des Zeitraums von 2004 bis 2030, um 1,9 Millionen bzw. 18,0% abnehmen wird. Die Alterskohorte der „17 bis 25-jährigen", welche die potenziellen Berufseinsteiger darstellen, wird ebenfalls, ausgehend vom Jahr 2004 bis zum Jahr 2030, von 7,7 Millionen auf 6,2 Millionen sinken. Dies entspricht einer Reduzierung von 19,7% (Pfeiffer und Kaiser, 2009). Folglich ist anzunehmen, dass der Anteil der potenziellen Nachwuchskräfte für die Berufe des Gesundheits- und Krankenpflegers sowie des Altenpflegers abnehmen wird.

2.2.6.2 Geringe Attraktivität der Pflegeberufe

Das negative Image und die geringe Attraktivität der Pflegeberufe können als weitere Ursache des Pflegefachkräftemangels genannt werden. Wie sich das Angebot an Pflegekräften zukünftig entwickeln wird, ist u.a. von den zukünftigen Nachwuchskräften abhängig, die sich für eine Pflegeausbildung entscheiden. Inwiefern ein Pflegeberuf für Schüler heutzutage in Frage kommt, wurde in einer Studie von Görres et al. (2015) untersucht. Hierbei wurden u.a. Schüler an allgemeinbildenden Schulen in Norddeutschland sowie deren Eltern nach dem vorherrschenden Image über Pflegeberufe befragt. Nach einer Zuordnung von „In" und „Out" -Berufen wurden Pflegeberufe im Allgemeinen und insbesondere der Beruf des Altenpflegers von den Schülern und den Eltern als „Out"-Beruf bewertet. Dementsprechend kann sich nur ein geringer Anteil der Schüler vorstellen, eine Ausbildung im Bereich der Pflege zu beginnen. Insgesamt gaben 11,4% der Hauptschüler, 5,3% der Realschüler und 3,4% der Gymnasialschüler an, dass sie schon einmal darüber nachgedacht haben, einen Pflegeberuf zu ergreifen. Die männlichen Befragten verbinden mit Pflegeberufen eher Klischees, welche häufig negativ assoziiert sind. So verknüpfen diese mit einem Pflegeberuf häufig die Begriffe „Betreuen und Versorgen", „alte Leute", „Helfen" sowie „Schmerz, Krankheit und Behinderung". Die weiblichen Befragten hingegen verbinden eher ein positives und wirklichkeitsnahes Bild mit dem Pflegeberuf. Die meistgenannten Begriffe lauteten „Pflege ist Helfen", „Betreuen und Versorgen", „Mitmenschlichkeit, Solidarität und Verantwortung" sowie „Pflege ist anstrengend / viel Arbeit" und „Schmerz, Krankheit und Behinderung". Hinsichtlich des Geschlechts bestehen demzufolge Unterschiede in der Motivation einen Pflegeberuf zu ergreifen. Lediglich 1,9% der männlichen Befragten und 10,4% der weiblichen Befragten können sich vorstellen, einen Pflegeberuf zu ergreifen.

2.2.6.3 Frühzeitiger Ausstieg aus dem Pflegeberuf

Um den Bestand an Pflegekräften zu sichern, ist es erforderlich das qualifizierte Pflegepersonal an die berufliche Tätigkeit zu binden. Geschieht dies nicht, wie es aktuell der Fall ist, kann sich der derzeitige Fachkräftemangel in der Pflege weiterhin verschärfen. Sonach findet ein Berufsausstieg bzw. -wechsel im Bereich der Altenpflege nach ca. achteinhalb Jahren und im Bereich der Krankenhauspflege nach durchschnittlich vierzehn Jahren statt. (Görres et al., 2015).

Im Rahmen der Next-Studie wurden 157 Pflegekräfte, die ihre Einrichtung verlassen haben, gefragt, warum sie ihre letzte Tätigkeit beendet haben. Insgesamt konnten die Befragten bis zu vier mögliche Gründe angeben. Schließlich wurden in der Analyse 300 Gründe berücksichtigt. Als häufigster Grund für das Verlassen der Einrichtung wurde die Arbeitsbelastung (n=64 bzw. 21%) genannt. Hierzu zählen psychische und physische Belastungen (n=31) aufgrund von Über- und Unterforderung während der Arbeit, Personalmangel (n=18) und Zeitmangel bei der Versorgung der Pflegebedürftigen (n=16). Als weiteres Motiv wurden private Gründe (n=63 bzw. 21%) für die Beendigung der Tätigkeit benannt. Beispiele wären Umzug, Schwangerschaft oder Veränderung des Familienstatus. Berufliche Entwicklungsmöglichkeiten wurden 47-Mal (16%) angegeben. Darunter fallen der Mangel an Karrieremöglichkeiten (n=15) und die Teilnahme an Fort- und Weiterbildungen im Pflegeberuf (n=14) oder in einem anderen Beruf (n=13). Die Bereiche Gesundheit mit 17 Nennungen, die Vergütung (n=17) sowie die Anerkennung der Profession (n=2) stellten untergeordnete Motive für das Verlassen der Einrichtung dar (Borchart et al., 2011).

Auch eine Auswertung der Daten von 3.048 befragten Pflegekräften aus einer Studie des Deutschen Berufsverbands für Pflegeberufe (2009) ergab, dass Pflegekräfte häufig über einen Berufswechsel bzw. -ausstieg nachdenken. Demzufolge wurden die Pflegekräfte befragt, wie oft sie innerhalb der letzten 12 Monate über eine Weiterqualifizierung innerhalb oder außerhalb des Pflegebereichs, einen Arbeitswechsel innerhalb der Einrichtung oder einer Aufgabe des Pflegeberufs nachgedacht haben. Die Analyse ergab, dass über die Hälfte der Befragten (54,3%) mehrfach im Monat bis täglich über eine Weiterqualifikation im Bereich der Pflege und 41,0% über eine Weiterqualifikation außerhalb des Pflegebereichs nachdenken. Insgesamt überlegen sich 27,1% der Befragten mehrfach im Monat bis täglich den Arbeitsbereich innerhalb der Einrichtung zu wechseln. Etwa ein Drittel der Befragten (33,1%) überlegt mehrfach im Monat bis täglich die berufliche Tätigkeit in der Pflege ganz aufzugeben und eine andere Tätigkeit zu beginnen.

2.2.6.4 Abwandern von Pflegekräften ins Ausland

Neben dem Ausstieg bzw. dem Wechsel des Pflegeberufs kann ebenso die Auswanderung von Pflegepersonal ins Ausland den Bestand an Pflegekräften in Deutschland verringern und demzufolge den Pflegefachkräftemangel weiterhin verschärfen. Innerhalb der Studie des Pflegethermometers 2009 konnte aufgezeigt werden, dass von den 14.000 befragten Pflegekräften, sich jeder Fünfte (22,8%) vorstellen kann, eine Tätigkeit im Bereich der Pflege im Ausland aufzunehmen. Als besonders hoch konnte die Bereitschaft ins Ausland zu gehen bei den jüngeren Pflegekräften festgestellt werden. Demzufolge können sich 44,4% der „unter 25-jährigen" und 41,2% der „20 bis 25-jährigen" vorstellen, eine Tätigkeit in der Pflege im Ausland anzunehmen. Hingegen verringert sich die Bereitschaft mit zunehmendem Alter. Sonach sind es in der Altersgruppe der über

31-jährigen nur noch 29,7% und bei den über 41-jährigen 13,0% (Deutsches Institut für angewandte Pflegeforschung e.V., 2010). Ähnliche Ergebnisse konnten auch in der Studie des Deutschen Berufsverbands für Pflegeberufe (2009) erzielt werden. Insgesamt können sich, von den 3.048 befragten Pflegekräften, 20,9% vorstellen, eine Tätigkeit in der Pflege im Ausland fortzuführen. Die Bereitschaft ins Ausland zu gehen, ist von Pflegenden in Krankenhäusern am Größten mit 21,5%, gefolgt von Pflegeheimen (20,3%) und ambulanten Pflegediensten (18,0%).

Mögliche Gründe, die für eine Auswanderung von Pflegekräften ausschlaggebend waren, konnten innerhalb der RN4Cast Studie, aufgrund der Befragung von 34.000 Pflegekräften aus 12 europäischen Ländern, als sogenannte Push-Faktoren identifiziert werden. Demzufolge liegen die Gründe für eine Auswanderung in der hohen Arbeitsbelastung, der limitierten Entscheidungsbefugnis sowie in der schlechten Bezahlung. Hinzu kommen die fehlende Wertschätzung in der Tätigkeit als Pflegekraft, die schlechte Zusammenarbeit sowie das Arbeitsklima zwischen Ärzten und Pflegekräften und die fehlenden Weiterbildungsmöglichkeiten. Pflegekräfte aus Deutschland erhoffen sich demnach insbesondere in Norwegen, den Niederlanden, der Schweiz, England und Schweden bessere Arbeitsbedingungen vorzufinden. Dies ist nicht unbegründet, denn in der Tat herrschen in den oben genannten Zielländern zum Teil bessere Bedingungen. Besonders im Bereich der zu betreuenden Patientenanzahl sowie in der Anerkennung der Tätigkeit liegt Deutschland auf dem letzten Platz. So ist beispielsweise eine Pflegekraft in Deutschland für zehn Patienten verantwortlich, während es in Norwegen vier Patienten sind. Im Bereich der Anerkennung empfinden lediglich 35,0% der deutschen Pflegekräfte, dass ihre Tätigkeit ausreichend wertgeschätzt wird. Im Vergleich konnten in der Schweiz 61,0% erzielt werden. Auch nach der Einschätzung der Überforderung der Pflegekräfte konnten, bis auf England mit 42,0%, in allen anderen Ländern bessere Werte erzielt werden. Deutschland liegt mit 30,0% hierbei an vorletzter Stelle. Bessere Ergebnisse für Deutschland konnten für den Bereich der Zufriedenheit des Verdienstes sowie des Arbeitsumfeldes erreicht werden. Demzufolge sind 34,0% der deutschen Pflegekräfte mit ihrem Gehalt einverstanden und liegen mit ihrer Bewertung hinter der Schweiz mit 66,0%, England (54,0%) und den Niederlanden (42,0%). Mit dem Arbeitsumfeld sind 48,0% des deutschen Pflegepersonals zufrieden. Bessere Werte konnten in den Ländern Norwegen (71,0%), der Schweiz (63,0%) und den Niederlanden (56,0%) erzielt werden. In allen Bereichen konnten vor allem die Niederlanden und die Schweiz mit ihren guten Arbeitsbedingungen überzeugen (Busse, 2015), (Zander und Busse, o.J.). Um demnach der Abwanderung von deutschen Pflegekräften entgegenzuwirken, ist es erforderlich, die Arbeitsbedingungen hierzulande zu verbessern und somit die Attraktivität des Berufsbildes der Pflegekraft zu steigern.

2.2.7 Auswirkungen des Fachkräftemangels von Pflegekräften

Die Folgen eines Fachkräftemangels können sowohl das Gesundheitswesen und die Gesundheitsversorgung betreffen, aber auch Auswirkungen auf die deutsche Volkwirtschaft haben.

Bereits heute haben einige Einrichtungen in der Pflege, Schwierigkeiten geeignetes Personal zu finden und offenen Stellen zu besetzen. Nach einer Studie des Privatinstituts für Transparenz im Gesundheitswesen GmbH (2011) wurden 995 stationäre Pflegeeinrichtungen und ambulante Pflegedienste befragt, inwiefern sich in ihrer Einrichtung offene Stellen bemerkbar machen. So gaben 42,0% bzw. 25,0% der Befragten an, dass offene Stellen stark bzw. sehr stark ins Gewicht fallen. Als Probleme, welche durch offene Stellen auftreten, wurde am häufigsten die Überlastung des bestehenden Personals angeführt. Es folgen Unterbesetzung, zurückgehende Pflegequalität sowie die Schließung von Wohnbereichen. Als sonstige Probleme wurden Unzufriedenheit der Bewohner und Angehörigen, hoher Krankenstand, steigende Personalkosten durch Leasingpersonal sowie höhere Fluktuation und Aufbau von Mehrarbeit angegeben.

Eine Überarbeitung des Pflegepersonals in Folge einer geringeren Kapazität an Pflegekräften und einer gleichzeigen Verdichtung des Arbeitsvolumens kann direkte Auswirkungen auf die Patientenversorgung und Patientensicherheit nach sich ziehen. Nach einer bundesweiten Befragung von etwa 14.000 Pflegekräften in Krankenhäusern durch das Deutsche Institut für angewandte Pflegeforschung e.V. (2010) konnten diverse Fehlerquellen, welche einen Einfluss auf die Sicherheit des Patienten haben, identifiziert werden. Sonach sollten die Pflegekräfte jeweils beurteilen inwiefern bestimmte Mängel innerhalb der letzten sieben Tage nicht ausgeschlossen werden konnten. Es konnte aufgezeigt werden, dass Fehler, insbesondere in den Bereichen einer angebrachten Überwachung von verwirrten Patienten, einer Mobilisierung sowie einer fachgerechten Lagerung von bewegungseingeschränkten Patienten nicht ausgeschlossen werden konnten. Ergänzend konnten in der psychischen Betreuung von Patienten Mängel in den Bereichen der emotionalen Begleitung sowie in der Häufigkeit von Gesprächen nicht ausgeschlossen werden. Hinzu kommen die Bereiche der Betreuung von Schwerstkranken und Sterbenden sowie die Unterstützung bei der Nahrungsaufnahme. Bei den oben genannten Verrichtungen gaben jeweils 4 von 5 Pflegekräften an, dass diese eine Fehler-vermeidung, innerhalb der letzten sieben Tage, nicht ausschließen können. Bei den ge-nannten Faktoren, jedoch auch bei Weiteren wurde aufgezeigt, dass bei einer geringeren Anzahl des Pflegepersonals und einer höheren Arbeitsbelastung, aufgrund einer stei-genden Zahl von Patienten, zunehmend Mängel in der Sicherstellung der Patientenver-sorgung sowie der Patientensicherheit auftreten können.

Neben den Folgen für die Gesundheitsversorgung des Fachkräftemangels in der Pflege soll kurz auf die Auswirkungen auf die Volkswirtschaft hingewiesen werden. Ein Pflege-fachkräftemangel kann negative Folgen für die Leistungsfähigkeit der gesamten Volks-wirtschaft nach sich ziehen. Bei einer Nichterhaltung der Arbeitsfähigkeit der Erwerbstä-tigen durch u.a. Krankheit oder durch die Übernahme der Pflege von Angehörigen, kön-nen Wertschöpfungsverluste auftreten. Diese können u.a. aufgrund von Verzögerungen in der Entwicklung und Produktion oder Abwanderung von Betrieben ins Ausland resul-tieren (Price Waterhouse Coopers, 2010).

2.3 Rekrutierung von Pflegekräften aus dem Ausland als Lösungsstrategie zur Bekämpfung des Pflegefachkräftemangels in Deutschland

Neben der Verbesserung der Rahmenbedingungen des Pflegeberufs sowie der Erhö-hung der Ausbildungszahlen in einem Pflegeberuf und weiteren Maßnahmen (Görres et al., 2015), stellt die Rekrutierung von Pflegekräften aus dem Ausland eine weitere Stra-tegie dar, den Fachkräftemangel in der Pflege in Deutschland abzuwenden. Im folgen-den Abschnitt soll der Status-quo von ausländischen Pflegekräften in Deutschland dar-gestellt sowie die gesetzliche Grundlage näher beschrieben werden. Es folgen Beispiele von Projekten, welche sich auf die Rekrutierung von Pflegekräften aus dem Ausland be-ziehen.

2.3.1 Aktueller Stand der Beschäftigung von ausländischen Pflegekräften in Deutschland

Im Jahr 2013 waren in Deutschland, nach den Daten der Bundesagentur für Arbeit, 192.000 ausländische Staatsangehörige in dem Wirtschaftszweig „Gesundheits- und Sozialwesen" sozialversicherungspflichtig beschäftigt. Im Vergleich zu 2012 nahm die

Anzahl der ausländischen Beschäftigten in diesem Bereich um 8,6% zu. Von den insgesamt 1,3 Millionen sozialversicherungspflichtigen Pflegekräften in Deutschland, hatten
74.000 eine ausländische Staatsangehörigkeit. Auch hier konnte ein Anstieg in der Beschäftigung von ausländischen Pflegekräften um 1,9% verzeichnet werden. Die Zunahme betrug im Bereich der Altenpflege 2,9% und in der Gesundheits- und Krankenpflege
1,1%.

Insgesamt stammt der größte Anteil der ausländischen Pflegekräfte aus dem europäischen Ausland (siehe Abbildung 7). Die Mehrheit kommt aus Polen mit insgesamt 9.949
Personen, gefolgt von der Türkei (9.071) und Kroatien (6.027) (Merda et al., 2014).

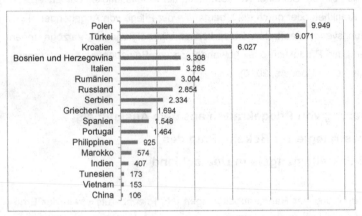

Abbildung 7: Ausländische Pflegekräfte in Deutschland nach Staatsangehörigkeit
Quelle: Merda et al., 2014 (eigene Darstellung)

Die regionale Verteilung der ausländischen Pflegekräfte in Deutschland unterscheidet
sich teilweise sehr stark. Ein Großteil der ausländischen Pflegekräfte ist in Hessen mit
9,9%, in Baden-Württemberg mit 8,5% und in Bayern mit 8,3% tätig. In den neuen Bundesländern sind mit durchschnittlich unter einem Prozentanteil nur wenige ausländische
Pflegekräfte beschäftigt.

Insgesamt ist der größte Anteil der ausländischen Pflegekräfte (39.000) in der Altenpflege in Pflegeheimen und ambulanten Pflegediensten beschäftigt. In Krankenhäusern arbeiten hingegen 26.000 ausländische Pflegekräfte.

Ferner soll das Qualifikationsniveau von ausländischen im Vergleich zu deutschen Pflegekräften aufgezeigt werden. In Abbildung 8 ist zu erkennen, dass die Fachkräftequote

von ausländischem Pflegepersonal mit 55,9% unter der von deutschen Pflegekräften liegt (75,4%). Der größte Unterschied des Qualifikationsniveaus kann in Pflegeheimen und ambulanten Diensten festgestellt werden (Merda et al., 2014).

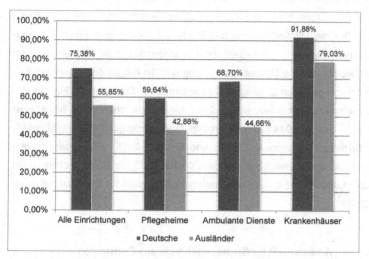

Abbildung 8: Fachkraftquote von ausländischen und deutschen Pflegekräften nach Einrichtungsart
Quelle: Merda et al., 2014 (eigene Darstellung)

2.3.2 Gesetzliche Grundlagen

Im nachfolgenden Abschnitt werden die gesetzlichen Grundlagen über den Zugang zum Arbeitsmarkt in Deutschland für Staatsangehörige aus der Europäischen Union (EU) sowie aus Drittstaaten näher dargestellt. Es folgen Informationen über die gesetzliche Anerkennung von ausländischen Berufsqualifikationen in Deutschland sowie weitere Voraussetzungen für die Ausübung des Berufes der Pflegekraft in Deutschland.

2.3.2.1 Arbeitnehmerfreizügigkeit in der Europäischen Union

Das Recht auf Arbeitnehmerfreizügigkeit stellt einen Bestandteil der vier Grundfreiheiten der Europäischen Union dar. Diese gewährleistet allen Bürgern der EU ein Recht auf freien Zugang zu einer Ausübung einer beruflichen Tätigkeit in einem anderen Mitgliedstaat. Die Arbeitnehmerfreizügigkeit beinhaltet das Recht, sich auf eine offerierte Arbeitsstelle zu bewerben, sich im Mitgliedstaat frei zu bewegen, sich dort aufzuhalten und nach dem geltenden Recht des jeweiligen Staates einer Tätigkeit nachzugehen sowie nach einer Aufgabe des Beschäftigungsverhältnisses im Hoheitsgebiet des Staates zu bleiben.

Nach dem Beitritt von acht mittel und –osteuropäischen Staaten (Polen, Estland, Lettland, Litauen, Ungarn, Tschechien, Slowakei und Slowenien) im Jahr 2004 in die Europäische Union, hatten die Mitgliedsstaaten das Recht die Freizügigkeit dieser Mitgliedstaaten, bis zu einem Zeitraum von sieben Jahren, einzuschränken. Ab dem 01. Mai 2011 endete für Deutschland die Übergangsregelung und die Bürger der genannten EU-Mitgliedstaaten haben nun freien Zugang zum Arbeitsmarkt in Deutschland. Für die Mitgliedstaaten Bulgarien und Rumänien, welche 2007 zur Europäischen Union beigetreten sind, trat ab dem 01. Januar 2014 die volle Arbeitnehmerfreizügigkeit in Kraft (Ministerium für Arbeit, Soziales, Gesundheit, Frauen und Familie, 2015). Für Kroatien, dem jüngsten Mitgliedsland der EU, welches seit dem 01.Juli 2013 zur Europäischen Union zählt, besteht ab 01.Juli 2015 die volle Arbeitnehmerfreizügigkeit für Deutschland (Bundesregierung, 2015).

2.3.2.2 Zugang zum Arbeitsmarkt für Staatsangehörige aus Drittstaaten

Am 01. Juli 2013 trat die neue Beschäftigungsverordnung in Kraft, welche Fachkräften die Zuwanderung nach Deutschland erleichtern soll. Demzufolge können Fachkräfte, welche eine nicht-akademische Berufsausbildung in Drittstaaten, d.h. Staaten außerhalb der EU, absolviert haben, nach Deutschland zuwandern, wenn sie folgende Konditionen erfüllen: Den ausländischen Fachkräften muss eine Arbeitsstelle oder eine verbindliche Zusage für einen Arbeitsplatz in Deutschland vorliegen. Des Weiteren muss die absolvierte Ausbildung im Ausland in Deutschland nach dem Anerkennungsgesetz des Bundes oder der Länder anerkannt sein. Zudem ist es Voraussetzung, dass es sich bei dem erlernten Beruf um einen Engpassberuf handelt. Dies ist der Fall, wenn auf dem deutschen Arbeitsmarkt Fachkräfte in einem bestimmten Beruf fehlen und dieser auf der Positivliste der Bundesagentur für Arbeit geführt wird.

Aufgrund des derzeitigen Fachkräftemangels in der Pflege sind die Berufe der Gesundheits- und Krankenpflege, der Fachkrankenpflege sowie der Altenpflege auf der Positivliste vermerkt (Bundesinstitut für Berufsbildung, 2014).

2.3.2.3 Anerkennung von Berufsabschlüssen in Deutschland

Für Berufsabschlüsse, die in der Europäischen Union, des Europäischen Wirtschafts-raums oder der Schweiz ausgestellt wurden, gilt nach der Richtlinie 2005/36/EG die automatische Anerkennung. Somit erfolgt eine Anerkennung des Abschlusses ohne eine individuelle Gleichwertigkeitsprüfung, falls das Abschlusszeugnis der Berufsqualifikation nach dem EU-Beitritt des Ausbildungsstaates ausgestellt wurde. Ist dies nicht der Fall, kann dennoch eine automatische Anerkennung erfolgen, sobald der Antragssteller einen Beleg einreicht, welcher darlegt, dass die Ausbildung, welche vor dem EU-Beitritt absolviert wurde, den Mindeststandards der Richtlinie 36/2005/EG gleichkommt. Berufsab-schlüsse, welche in Nicht-EU Ländern bzw. in Ländern außerhalb des Europäischen Wirtschaftsraums absolviert wurden oder EU-Abschlüsse, die nicht automatisch aner-kannt wurden, werden von der zuständigen Stelle überprüft, ob der im Ausland erworbe-ne Abschluss gleichwertig ist mit der entsprechenden deutschen Berufsqualifikation. Werden zwischen den Abschlüssen zentrale Unterschiede festgestellt und können diese auch nicht durch eine vorhandene Berufserfahrung ausgeglichen werden, so kann eine Gleichwertigkeit der Abschlüsse durch eine Anpassungsmaßnahme (Prüfung bzw. An-passungslehrgang) erreicht werden (Bundesinstitut für Berufsbildung, o.J.).

2.3.2.4 Sonstige Voraussetzungen für die Ausübung der Tätigkeit als Pflegefachkraft in Deutschland

Um eine staatliche Zulassung über die dauerhafte Ausübung des Berufes der Pflege-fachkraft in Deutschland zu erhalten, müssen neben der erfolgreichen Anerkennung der Berufsqualifikation, ausreichende Deutschkenntnisse, meist auf dem Niveau B2 des Eu-ropäischen Referenzrahmens, vorliegen. Weiterhin ist es erforderlich von einem deut-schen Arzt eine Bescheinigung über die gesundheitliche Eignung für den Beruf der Pfle-gekraft vorzulegen. Schließlich ist, für eine Ausübung des Berufes von länger als 12 Mo-naten, ein deutsches polizeiliches Führungszeugnis Voraussetzung (Institut der deut-schen Wirtschaft Köln, o.J.), (Bundesministerium für Bildung und Forschung, 2014).

2.3.3 Aktuelle Projekte zur Rekrutierung von Pflegekräften aus dem Ausland

Im Folgenden soll eine Auswahl an aktuell laufenden Projekten von verschiedenen Or-ganisationen zur Gewinnung von Pflegekräften aus dem Ausland vorgestellt werden.

Anzumerken ist hierbei, dass keine Pflegekräfte aus den 57 Ländern rekrutiert werden, die nach der WHO (World Health Organization) selbst einen Mangel an Pflegekräften aufweisen und somit nach dem Verhaltenskodex der WHO von der Vermittlung ausgeschlossen sind (Bundesinstitut für Berufsbildung, 2014).

Die ZAV (Zentrale Auslands- und Fachvermittlung) stellt eine Einrichtung der Bundesagentur für Arbeit dar und unterstützt u.a. bei der Rekrutierung von Fachkräften aus dem Ausland (Bundesagentur für Arbeit, 2014a). Ein Arbeitsschwerpunkt der ZAV stellt die Vermittlung von Pflegekräften aus dem EU-Ausland dar, welche in enger Zusammenarbeit mit den Partnerverwaltungen der jeweiligen Länder, anhand des Netzwerkes EURES (European Employment Services), erfolgt. Zur Gewinnung von geeigneten Fachkräften in der Pflege werden diese auf Informations- und Auswahlveranstaltungen in den verschiedenen europäischen Ländern hinsichtlich der Arbeitsmöglichkeiten sowie der Lebens- und Arbeitsbedingungen in Deutschland aufgeklärt.

Das Pilotprojekt Triple Win wurde gemeinsam von der ZAV und der GIZ (Deutsche Gesellschaft für Internationale Zusammenarbeit) initiiert und in Zusammenarbeit mit den Arbeitsverwaltungen der Länder Bosnien-Herzegowina, Serbien, Philippinen und Tunesien gestartet. In den jeweiligen Ländern sind die Partnerverwaltungen für das Bewerbungsverfahren vor Ort und die formale Prüfung der Bewerbungen zuständig. Die persönliche, fachliche und sprachliche Eignung wird durch die ZAV anhand von persönlichen Auswahlgesprächen und einem Sprachtest ermittelt. Schließlich bietet die GIZ Unterstützung bei der sprachlichen Qualifizierung, der fachlichen Vorbereitung für den Berufseinstieg in Deutschland sowie bei der Integrationsbegleitung und der Anerkennung der Berufsqualifikation in Deutschland an. Für den Zeitraum der Anerkennung des Berufsabschlusses werden die Pflegekräfte als Pflegehelfer eingesetzt. Der finanzielle Aufwand für die Arbeitgeber beträgt für die Vermittlung einer Pflegekraft 3.700 Euro (Bundesagentur für Arbeit, 2014b).

Ein weiteres Pilotprojekt der ZAV stellt die Vermittlung von chinesischen Pflegekräften dar, welche in Kooperation mit der BDA (Bundesvereinigung Deutscher Arbeitgeber) und des AGVP (Arbeitgeberverband Pflege) durchgeführt wird. Das Ziel ist es, innerhalb von drei Jahren bis zum Jahresende 2015, 150 Pflegekräfte aus China nach Deutschland zu vermitteln. In den ersten acht Monaten findet eine kulturelle und sprachliche Vorbereitungsphase statt. Hierbei sollen die Teilnehmer das Sprachniveau B1 erreichen. In Deutschland werden die Pflegekräfte zunächst als Pflegehilfskräfte beschäftigt. In weiteren drei bis sechs Monaten soll sich, u.a. anhand von berufsbegleitenden Integrationsmaßnahmen, das sprachliche Niveau auf B2 verbessern. Weiterhin soll die Anerkennung des Berufsabschlusses in dieser Zeit erfolgen. Für Arbeitgeber kostet die Vermittlung insgesamt 3.900 Euro pro Pflegekraft (Bundesagentur für Arbeit, 2014b), (Bundesagentur für Arbeit, 2014c).

Das Bundesministerium für Wirtschaft und Energie gab ein Modellprojekt zur Rekrutierung von zukünftigen vietnamesischen Altenpflegeschülern in Auftrag, welches von der GIZ durchgeführt und von der ZAV und des vietnamesischen Arbeitsministeriums (MOLISA) unterstützt wird. Nach einer erfolgreichen Teilnahme an einem Auswahlverfahren und einem Sprachkurs in Vietnam erhielten 100 Vietnamesen die Chance eine Ausbildung zum Altenpfleger in Berlin, Baden-Württemberg, Bayern und Niedersachsen ab Herbst 2013 zu absolvieren (Bundesministerium für Wirtschaft und Energie, 2015).

3.   Methode

Im nachfolgenden Kapitel wird zunächst die Zielstellung der vorliegenden Masterarbeit näher erläutert. Im Anschluss erfolgt die Beschreibung und der Aufbau des Fragebogens. Nachfolgend werden das methodische Vorgehen der Stichprobenauswahl sowie die Ausführung der Befragung dargestellt. Zuletzt erfolgt die Beschreibung des Vorgehens bei der Datenauswertung.

3.1   Zielstellung der Arbeit

Im Hinblick auf den derzeitigen Mangel an Pflegefachkräften in Deutschland, welcher sich auch zukünftig weiter verschärfen wird, gewinnt die Rekrutierung von Pflegefachkräften aus dem Ausland, als eine Strategie zur Abwendung des Fachkräftemangels in der Pflege, immer mehr an Bedeutung. Anhand aktueller Initiativen von diversen Organisationen sollen Pflegekräfte verstärkt aus dem Ausland nach Deutschland rekrutiert werden.

Daher soll in der vorliegenden Masterarbeit folgende Fragestellung beantwortet werden:

Stellt die Rekrutierung von Pflegefachkräften aus dem Ausland eine Möglichkeit für deutsche Pflegeeinrichtungen dar, dem Fachkräftemangel in der Pflege entgegenzuwirken und

wie hoch ist die Zufriedenheit der Pflegeeinrichtungen mit dem Rekrutierungsprozess und der Beschäftigung von Pflegefachkräften aus dem Ausland?

Zur Beantwortung der Fragestellung, wurde eine Querschnittsuntersuchung, anhand einer quantitativen Online-Erhebung von ambulanten Pflegediensten und Pflegeheimen, bundesweit durchgeführt. Die Beschreibung des methodischen Vorgehens wird in den nachfolgenden Abschnitten dargestellt.

3.2   Konstruktion des Fragebogens

Bei dem Fragebogen (siehe Anhang ab Seite 91) handelt es sich um einen Selbstausfüller-Fragebogen, welcher den Studienteilnehmern, während des Befragungszeitraums, online zur Verfügung gestellt wurde. Um Verständnisprobleme während der Befragung zu vermeiden, wurden im Vorhinein zwei Pretests des Fragebogens mit insgesamt 8 Studierenden aus den Bereichen Pflegewissenschaft sowie Public Health durchgeführt sowie anschließend den Fragebogen überarbeitet.

Der Fragebogen beginnt mit einem Einleitungstext, worin u.a. Informationen über das Ziel der Befragung, den Aufbau, die Bearbeitungsdauer des Fragebogens sowie zum Datenschutz genannt werden. Es folgt eine Definition von Pflegefachkräften aus dem Ausland, um Unsicherheiten bei der Beantwortung des Fragebogens zu vermeiden. In der vorliegenden Masterarbeit wurden diese wie folgt definiert:

Bei Pflegefachkräften aus dem Ausland handelt es sich um Personen, die bereits im Ausland eine Ausbildung bzw. Studium als Pflegefachkraft (Gesundheits- und Kranken-pflege, Altenpflege etc.) absolviert haben und von ambulanten Pflegediensten bzw. Pfle-geheimen für eine Tätigkeit als Pflegefachkraft aus dem jeweiligen Herkunftsland rekru-tiert wurden.

Anschließend umfasst der Fragebogen die folgenden vier verschiedenen Themen-schwerpunkte:

- o *Teil 1: Fragen zur Person und Pflegeeinrichtung*
- o *Teil 2: Fragen zur Rekrutierung von Pflegefachkräften aus dem Ausland*
- o *Teil 3: Fragen zur Beschäftigung von Pflegefachkräften aus dem Ausland*
- o *Teil 4: Abschluss des Fragebogens*

Im ersten Teil des Fragebogens wurden, anhand von 12 Fragen, soziodemografische Merkmale über den jeweiligen Studienteilnehmer sowie Merkmale über die Pflegeeinrich-tung erfragt. Diese Informationen sollen u.a. aufzeigen, welche Eigenschaften die Stich-probe aufweist sowie welche Arten von Pflegeeinrichtungen eher Pflegefachkräfte aus dem Ausland rekrutieren. Beginnend wurde die Frage nach der Art der Pflegeeinrichtung mit den Antwortkategorien „Ambulanter Pflegedienst" und „Pflegeheim" gestellt. An-schließend folgten Fragen zu dem Haupttätigkeitsbereich des Studienteilnehmers mit den Ausprägungen „Geschäftsführung", „Verwaltung", „Pflege / Betreuung". Unter „Sons-tiges" konnte eine Freitexteingabe erfolgen. Die Fragen, ob entweder eine Ausbildung als Pflegefachkraft oder ein Studium im Bereich der Pflege von dem Studienteilnehmer erfolgreich absolviert wurde, konnte jeweils mit „Ja" oder „Nein" beantwortet werden. Es folgten Fragen über das Geschlecht mit den Ausprägungen „weiblich" und „männlich" und einer offenen Frage über das Alter des Studienteilnehmers. Weiterhin wurde in diesem Themenschwerpunkt die Art der Trägerschaft der Pflegeeinrichtung erfragt. Als Antwortkategorien standen „Private Trägerschaft", „Freigemeinnützige Trägerschaft" und „Öffentliche Trägerschaft" zur Verfügung. Es folgte eine geschlossene Frage nach dem Bundesland, in der sich die Pflegeeinrichtung befindet. Ergänzend wurde erfragt, ob die Pflegeeinrichtung eher einem städtischen oder ländlichen Gebiet zugeordnet werden kann. Hierzu sollte der Satz „Meine Pflegeeinrichtung befindet sich…" anhand folgender Antwortmöglichkeiten beendet werden: „in einer Großstadt mit mehr als 100.000 Einwohnern", „in einer Klein- oder Mittelstadt mit 5.000 bis 100.000 Einwohnern", „ in einer Landstadt oder in einem ländlichen Raum mit weniger als 5.000 Einwohnern". Weiterhin wurden die Studienteilnehmer gebeten, die Anzahl der Pflegekräfte, welche sowohl Pflegehelfer, als auch Pflegefachkräfte beinhalten, in Vollzeitäquivalenten als Freitextantwort anzugeben. Es folgte die Frage nach der Anzahl der zu betreuenden Pflegebedürftigen in der Pflegeeinrichtung, welche ebenfalls als Freitexteingabe angegeben werden sollte. Bei der letzten Frage dieses Themenblocks wurde ermittelt, ob in der Pflegeeinrichtung aktuell ein Fachkräftemangel vorherrscht. Hierbei wurde gefragt, ob die Pflegeeinrichtung derzeit Schwierigkeiten hat, geeignete Pflegefachkräfte aus Deutschland zu rekrutieren. Als mögliche Antwort konnte „Ja" oder „Nein" angekreuzt werden. Bei dieser Frage handelte es sich um eine Filterfrage, welches bedeutet, dass je nach Antwort die Befragung unterschiedlich fortgesetzt wurde. Studienteilnehmer, die die Frage mit „Ja" beantworteten, konnten mit Teil 2 der Befragung fortführen. Wurde „Nein" ausgewählt, wurden die Studienteilnehmer zum vierten Teil der Befragung „Abschluss des Fragebogens" weitergeleitet.

Der zweite Teil der Befragung befasste sich mit dem Themenbereich der Rekrutierung von Pflegefachkräften aus dem Ausland. Dieser begann mit der Filterfrage, ob die Pflegeeinrichtung bereits Erfahrungen in der Rekrutierung von Pflegefachkräften aus dem Ausland gesammelt hat. Das Ziel ist hierbei zu erfahren, wie hoch der Anteil derer ist, für die eine Auslandsrekrutierung eine Lösungsmöglichkeit gegen den Pflegefachkräftemangel darstellt. Wurde die Frage von dem Studienteilnehmer mit „Ja" beantwortet, dann folgten elf weitere Fragen zu diesem Themenbereich der Rekrutierung von Pflegefachkräften aus dem Ausland. Erfolgte die Beantwortung mit „Nein", dann wurden zunächst zwei Zusatzfragen gestellt und anschließend wurde der Studienteilnehmer zum vierten

Teil der Befragung „Abschluss des Fragebogens" weitergeleitet. In der ersten Zusatzfrage wurde der Studienteilnehmer nach den Gründen befragt, warum die Pflegeeinrichtung
bisher keine Pflegefachkräfte aus dem Ausland rekrutiert hat. Hierbei konnten die folgenden Bereiche jeweils mit „Ja" oder „Nein" beantwortet werden: „Bürokratie", „Rechtliche Unsicherheiten", „Unsicherheiten bezüglich der Rekrutierungswege", „Schwierigkeiten bei der Erteilung der Zuwanderungserlaubnis", „Schwierigkeiten bei der Anerkennung
der ausländischen Berufsqualifikation", „Hoher finanzieller Aufwand", „Hoher zeitlicher
Aufwand" und „Schwierigkeiten in der sprachlichen Verständigung". Zudem konnten in
der Rubrik „Sonstige" weitere Gründe als Freitexteingabe aufgeführt werden. In der zweiten Zusatzfrage wurden die Maßnahmen erfragt, die die Pflegeeinrichtung ergreift, um
dem Fachkräftemangel in der Pflege entgegenzuwirken. Auch hier konnte der Studienteilnehmer die folgenden Kategorien jeweils mit „Ja" und „Nein" bewerten: „Weiterqualifizierung der Mitarbeiter", „Erhöhung der Ausbildungszahlen", „Attraktive Vergütung", „Verbesserung des Betriebsklimas", „Verbesserung der Arbeitsbedingungen",
„Förderung der Vereinbarkeit von Familie und Beruf", „Förderung des Wiedereinstiegs in
den Beruf nach Elternzeit oder familiärer Pflegezeit", „Gesundheitsförderung und Prävention", „Überregionale Suche nach Pflegefachkräften", „Öffentlichkeitsarbeit – Employer
Branding", „Abwerbung von Pflegefachkräften von der Konkurrenz". In der Kategorie
„Sonstige" konnten offene Angaben gemacht werden. Fortgeführt wurde der reguläre
zweite Teil der Befragung mit den beiden Fragen, ob die Pflegeeinrichtung bereits Versuche unternommen hat, Pflegefachkräfte aus einem Land der EU oder aus einem Drittstaat (Land außerhalb der EU) zu rekrutieren. Beide Fragen konnten jeweils mit „Ja" o-
der „Nein" beantwortet werden. Diese Unterscheidung ist von Bedeutung, da je nach
Land verschiedene Schwierigkeiten in der Rekrutierung auftreten können. Auch bei diesen Fragen handelte es sich um Filterfragen, welches bedeutet, dass anschließend weitere Fragen zur Rekrutierung von Pflegefachkräften innerhalb der EU bzw. innerhalb
Drittstaaten nur gestellt wurden, wenn die jeweiligen Fragen mit „Ja" beantwortet wurden. Sonach könnte anschließend gefragt worden sein, wann die Pflegeeinrichtung den
letzten Rekrutierungsversuch innerhalb der EU bzw. in einem Drittstaat unternommen
hat. Hierbei handelte es sich um je eine Frage, die jeweils anhand der Kategorien „vor
weniger als einem Jahr", „vor 1 bis weniger als 2 Jahren", „vor 2 bis weniger als 4 Jahren" und „vor 4 und mehr Jahren" beantwortet werden konnte. Die Antworten dieser Frage sollen aufzeigen, ob ein Rekrutierungsversuch eher kurz bzw. länger zurückliegt um
Rückschlüsse ziehen zu können, ob sich Schwierigkeiten im Hinblick auf die Rekrutie-

rung im Laufe der Zeit vermindert bzw. vermehrt haben. Anschließend wurde in einer offenen Frage erfragt, aus welchen drei Ländern die Pflegeeinrichtung hauptsächlich versucht hat, Pflegefachkräfte aus dem Ausland zu rekrutieren. Es folgte die Frage nach den Maßnahmen, welche ergriffen wurden, um Pflegefachkräfte aus dem Ausland zu rekrutieren. Hierbei konnten folgende Maßnahmen, durch ankreuzen der jeweiligen Kategorie, ausgewählt werden: „Einholen von Unterstützung durch staatliche Organisationen in Deutschland (z.B. Zentrale Auslands- und Fachvermittlung –ZAV)", „Einholen von Unterstützung durch staatliche Organisationen im Ausland", „Beauftragung von privaten Personalvermittlungsagenturen", „Teilnahme an (Pilot)Projekten", „Nutzung von Kontakten der eigenen Pflegeeinrichtung", „Nutzung von Kontakten der eigenen Mitarbeiter", „Prüfung von Initiativbewerbungen", „Schaltung von internationalen Stellenanzeigen" sowie „Teilnahme an internationalen Rekrutierungsmessen". In dem Feld „Sonstige" konnten weitere Maßnahmen angegeben werden. Anhand dieser Frage soll dargelegt werden, ob Pflegeeinrichtungen eher externe Hilfe bei der Rekrutierung in Anspruch nehmen oder selbst den Rekrutierungsprozess durchführen. Weiterhin wurde erfragt, ob während des Rekrutierungsprozesses Schwierigkeiten aufgetreten sind. Wenn diese Filterfrage mit „Ja" beantwortet wurde und ein Rekrutierungsversuch entweder in der EU und bzw. oder in Drittstaaten erfolgte, wurde in je einer Frage nach den Bereichen gefragt, in denen bei der Rekrutierung von Pflegefachkräften aus dem EU-Ausland bzw. aus Drittstaaten Schwierigkeiten aufgetreten sind. Die Antwortkategorien konnten jeweils mit „Ja" oder „Nein" beantwortet werden und lauteten wie folgt: „Bürokratie", „Rechtliche Unsicherheiten", „Erteilung der Zuwanderungserlaubnis", „Anerkennung der ausländischen Berufsqualifikation", „Finanzieller Aufwand", „Zeitlicher Aufwand" und „Sprachliche Verständigung". Im Feld „Sonstige" konnten weitere Bereiche, in denen Schwierigkeiten aufgetreten sind, aufgezählt werden. Anschließend wurde in einer Filterfrage erfragt, ob die Pflegeeinrichtung einen Rekrutierungsversuch bereits erfolgreich abschließen konnte. Die Frage konnte anhand folgender Kategorien beantwortet werden: „Ja, meine Pflegeeinrichtung war erfolgreich in der Rekrutierung und beschäftigt(e) Pflegefachkräfte aus dem Ausland", „Nein, der Rekrutierungsprozess ist noch nicht abgeschlossen" oder „Nein, der Rekrutierungsprozess war nicht erfolgreich". Durch diese Frage soll sichergestellt werden, dass nur Pflegeeinrichtungen Angaben über die Zufriedenheit der Beschäftigung von ausländischen Pflegefachkräften machen, die auch erfolgreich in der Rekrutierung waren. Wurde die oben stehende Frage mit „Ja" beantwortet, folgte eine Aussage über die Zufriedenheit des Rekrutierungsprozesses, welche anhand einer Fünf-Punkte-

Skala mit den Ausprägungen von „trifft gar nicht zu" bis „trifft voll und ganz zu" oder dem Feld „kann ich nicht beurteilen" beantwortet werden konnte. Ansonsten wurde der Studienteilnehmer zum vierten Teil der Befragung „Abschluss des Fragebogens" weitergeleitet.

Im dritten Teil der Befragung, welcher maximal acht Fragen umfasste, wurden Fragen zu dem Themenbereich „Beschäftigung von Pflegefachkräften aus dem Ausland" gestellt. Dieser Teil begann mit der offenen Frage, wie viele Pflegefachkräfte aus dem Ausland erfolgreich rekrutiert werden konnten, um einen Überblick über die Anzahl von rekrutierten ausländischen Pflegekräften in deutschen Pflegeeinrichtungen zu erhalten. Nachfolgend wurde der Studienteilnehmer nach der durchschnittlichen Beschäftigungsdauer von ausländischen Pflegefachkräften befragt. Die Antwortkategorien lauteten hierbei „weniger als 1 Jahr", „1 Jahr bis weniger als 2 Jahre", „2 Jahre bis weniger als 4 Jahre", „ 4 Jahre und länger". Durch die Beantwortung der Frage soll aufgezeigt werden, inwiefern sich der Aufwand einer Rekrutierung von Pflegepersonal aus dem Ausland für die Einrichtungen lohnt. Anschließend sollten die Kompetenzen der Pflegefachkräfte aus dem Ausland im Vergleich zu deutschen Pflegefachkräften in den Bereichen „Fachwissen", „Praxiserfahrung", „Sozialkompetenz" sowie „Leistungsbereitschaft und Motivation" anhand einer Fünf-Punkte-Likert-Skala mit den Ausprägungen „deutlich besser", „etwas besser", „gleich gut", „etwas schlechter" und „deutlich schlechter" eingeschätzt werden. Weiterhin sollte in der nächsten Frage der zusätzliche Nutzen, den die Pflegeeinrichtung durch die Rekrutierung von Pflegefachkräften aus dem Ausland erzielt, anhand von Aussagen durch je eine Fünf-Punkte-Skala mit den Ausprägungen von „trifft gar nicht zu" bis „trifft voll und ganz zu" bewertet werden. Ebenfalls konnte das Feld „kann ich nicht beurteilen" ausgewählt werden. Zu beurteilen waren die Bereiche „Verbesserung der Arbeitgeberattraktivität", „Erhöhung des Bekanntheitsgrades meiner Pflegeeinrichtung", „Steigerung der Motivation und Effizienz der Mitarbeiter", „Steigerung der Innovation und Kreativität der Mitarbeiter", „Größere Zufriedenheit der Pflegebedürftigen und deren Angehörige" und „Gewinnung von neuen Kundengruppen". Entgegengesetzt sollten anschließend, ebenfalls anhand von Aussagen, Probleme, welche durch die Beschäftigung von Pflegefachkräften aus dem Ausland entstanden sind, bewertet werden. Die Antworten konnten anhand je einer Fünf-Punkte-Skala von „trifft gar nicht zu" bis „trifft voll und ganz zu" sowie der Kategorie „kann ich nicht beurteilen" bewertet werden. Diese waren: „Sprachliche Verständigung", „Erwartungshaltung der ausländischen Pflegefachkräfte an ihre Tätigkeit", „Verständnis von Hierarchien", „Direkter bzw. indirekter Kommunikations-

stil", „Zeitliches Arbeitstempo", „Umgang mit Fehlern" sowie „Nonverbale Kommunikation: Distanzzone und Körperkontakt". Im Anschluss sollten die Studienteilnehmer die
Aussage, ob die Pflegeeinrichtung gesamtbetrachtend mit den rekrutierten Pflegefachkräften aus dem Ausland sehr zufrieden ist, anhand einer Fünf-Punkte-Skala mit den
Ausprägungen von „trifft gar nicht zu" bis „trifft voll und ganz zu" sowie der Kategorie
„kann ich nicht beurteilen" bewerten. Es folgte die Frage, ob für die Pflegefachkräfte aus
dem Ausland Integrationsmaßnahmen angeboten wurden, um herauszufinden, ob es
einen Zusammenhang zwischen der Zufriedenheit mit den rekrutierten Pflegefachkräften
und den angebotenen Integrationsmaßnahmen gibt. Wurde diese Filterfrage mit „Nein"
beantwortet, wurde der Studienteilnehmer zum vierten Teil des Fragebogens weitergeleitet. Ansonsten wurde bei der Beantwortung der Frage mit „Ja" erfragt, welche Integrationsmaßnahmen angeboten wurden. Die Antwortmöglichkeiten, welche jeweils mit „Ja"
oder „Nein" beantwortet werden konnten, lauteten wie folgt: „Sprachkurs", „Kulturelle
Schulungen", „Fachliche Fort- und Weiterbildung", „Unterstützung bei Behördenhängen
und Formalitäten" und „Unterstützung bei der Wohnraumsuche". In der Rubrik „Sonstige"
konnten weitere Maßnahmen angegeben werden.
Im letzten und vierten Teil der Befragung konnten die Studienteilnehmer in einer offenen
Frage mitteilen, was ihnen zu dem Thema Fachkräftemangel in der Pflege sowie Rekrutierung von Pflegefachkräften aus dem Ausland noch als wichtig erscheint. Es folgte eine
Danksagung über die Teilnahme der Studienteilnehmer an der Befragung.

3.3   Auswahl der Stichprobe

Bei der Bestimmung der Stichprobe ist darauf zu achten, eine möglichst repräsentative
Stichprobe zu erhalten, die in ihrer Zusammensetzung etwa der Grundgesamtheit ent-
spricht um anschließend gültige Aussagen über die Population treffen zu können (Statista, o.J.). Im Folgenden soll die Auswahl der Stichprobe für die bundesweite Online-
Befragung von ambulanten Pflegediensten sowie Pflegeheimen dargestellt werden.
Da kein kostenfreies Verzeichnis aller ambulanten Pflegedienste und Pflegeheime in
Deutschland existiert, wurde der AOK-Pflegenavigator für die Auswahl der Kontaktdaten
der jeweiligen Pflegeeinrichtungen herangezogen. In diesem Verzeichnis sind insgesamt
14.158 ambulante Pflegedienste sowie 14.789 Pflegeheime gelistet. Dies entspricht etwa
den Angaben der Pflegestatistik 2013, wonach 12.745 ambulante Pflegedienste und

13.030 Pflegeheime in Deutschland existieren (Statistisches Bundesamt, 2015). Die höhere Anzahl der Pflegeeinrichtungen des AOK-Pflegenavigators könnte darin begründen sein, dass einige Pflegeeinrichtungen mehrfach, aufgrund von unterschiedlichen Angeboten wie z.B. Vollzeitpflege und Nachtpflege, gelistet werden.

Um eine systematische Auswahl von Pflegeeinrichtungen zu gewährleisten, wurden zunächst für jedes Bundesland die Verwaltungssitze der verschiedenen Landkreise sowie die kreisfreien Städte getrennt aufgelistet (siehe Anhang ab Seite 106). Es erfolgte für jedes Bundesland eine Auswahl von jedem vierten Verwaltungssitz der Landkreise sowie von jeder vierten kreisfreien Stadt. Ergänzend wurden, falls die Landeshauptstadt durch diese Auswahl noch nicht eingeschlossen wurde, die jeweiligen Hauptstädte der Bundesländer ausgewählt, da sich diese in ihrer Größe systematisch von den übrigen Städten eines Bundeslandes unterscheiden. Anschließend wurde in dem AOK-Pflegenavigator, jeweils für die ausgewählten Städte, nach Pflegeheimen, welche untergliedert waren in Vollzeitpflege, Tagespflege, Nachtpflege und Kurzzeitpflege sowie ambulanten Pflegediensten recherchiert. Hierbei wurde jeweils ein Radius um die jeweiligen Städte von 15 Kilometer festgelegt, um auch Pflegeeinrichtungen in angrenzenden Mittelstädten bzw. Landstädten und ländlichen Regionen zu erreichen. Da es sich bei der Erhebung um eine Online-Befragung handelte, konnten nur Pflegeeinrichtungen berücksichtigt werden, die über eine E-Mailadresse verfügten. Diese Kontaktdaten der jeweiligen Pflegeeinrichtungen wurden demnach für jede ausgewählte Stadt erfasst. Doppelte E-Mailadressen wurden jeweils anhand der Excel-Funktion „Duplikate entfernen" gelöscht. Insgesamt konnten durch die Recherche 4.917 E-Mailadressen von ambulanten Pflegediensten und Pflegeheimen, welche 19,1% der Gesamtanzahl an Pflegeeinrichtungen nach der Datengrundlage des Pflegereports 2013 (Statistisches Bundesamt, 2015) entsprechen, erfasst werden. Eine genaue Auflistung der recherchierten E-Mailadressen wird in Tabelle 2 dargestellt.

Tabelle 2: Anzahl der recherchierten E-Mailadressen von Pflegeheimen und ambulanten Pflegediensten nach Bundesländern geordnet
Quelle: eigene Darstellung

Bundesland	Anzahl der E-Mailadressen		
	von Pflegeheimen	von ambulanten Pflegediensten	gesamt
Baden-Württemberg	233	107	340
Bayern	545	696	1.241
Berlin	284	532	816
Brandenburg	76	89	165
Bremen	106	35	141
Hamburg	94	83	177
Hessen	103	125	228
Mecklenburg-Vorpommern	26	43	69
Niedersachsen	271	94	365
Nordrhein-Westfahlen	399	233	632
Rheinland-Pfalz	83	74	157
Saarland	13	3	16
Sachsen	85	70	155
Sachsen-Anhalt	73	29	102
Schleswig-Holstein	101	66	167
Thüringen	114	32	146
Summe	2.606	2.311	**4.917**

Um den Anteil der recherchierten E-Mailadressen der Pflegeeinrichtungen an der Gesamtanzahl dieser je nach Bundesland zu ermitteln, wurde die Pflegestatistik von 2011 herangezogen. Anzumerken ist hierbei, dass sich die Anzahl der Pflegeeinrichtungen von 12.345 im Jahr 2011 auf 13.030 im Jahr 2013 erhöht hat. Auch die Anzahl der ambulanten Pflegedienste ist in diesem Zeitraum von 12.349 auf 12.745 angestiegen. Anzunehmen ist, dass bis heute die Zahl der Pflegeeinrichtungen weiterhin zugenommen hat. Die angegeben Prozentangaben stellen hierbei demzufolge nur eine Tendenz dar.

Bei den Pflegeheimen konnten in den Bundesländern Mecklenburg-Vorpommern (7,8%) und Saarland (8,8%) der geringste Anteil an Kontaktdaten ermittelt werden. Zwischen 10,0% und 20,0% lag der Anteil der recherchierten E-Mailadressen von Pflegeheimen an der Gesamtanzahl in den Bundesländern Sachsen (10,6%), Hessen (13,2%), Baden-Württemberg (15,1%), Schleswig-Holstein (15,2%), Sachsen-Anhalt (15,5%), Niedersachsen (16,3%), Nordrhein-Westfahlen (17,2%), Rheinland-Pfalz (17,6%) und Brandenburg (19,0%). Über 30,0% konnte in Thüringen (30,1%), Bayern (32,0%), Hamburg, (50,0%), Berlin (75,5%) sowie in Bremen (107,1%) erreicht werden. Gesamtbetrachtend konnten 21,1% Kontaktdaten von Pflegeheimen in Deutschland ermittelt werden (Statistisches Bundesamt, 2013a).

Die Anteilswerte der recherchierten E-Mailadressen der ambulanten Pflegedienste betragen an der Gesamtzahl für die folgenden Bundesländer unter 10,0%: Saarland (2,6%), Sachsen-Anhalt (5,6%), Sachsen (7,0%), Thüringen (7,8%), Niedersachsen (7,8%), Baden-Württemberg (9,6%) sowie Mecklenburg-Vorpommern (9,8%). Ab 10,0% bis 20,0% konnte in den Bundesländern Nordrhein-Westfahlen (10,1%), Hessen (12,5%), Brandenburg (14,9%), Schleswig-Holstein (16,5%) und Rheinland-Pfalz (16,6%) erzielt werden. Bei den nachfolgenden Bundesländern lag der Anteil der recherchierten E-Mailadressen von ambulanten Pflegediensten an der Gesamtanzahl bei über 20,0%: Hamburg (24,2%), Bremen (32,1%), Bayern (38,1%) und Berlin (101,5%). Zusammenfassend beträgt der Anteil der ermittelten E-Mailadressen von ambulanten Pflegediensten an der Gesamtanzahl 18,7% (Statistisches Bundesamt, 2013b).

3.4   Ablauf der Befragung und Rücklauf

Die Erhebung der Daten konnte, während des Befragungszeitraums vom 20.07.2015 bis zum 23.08.2015, auf dem Online-Portal „SoSci Survey" realisiert werden. An alle 4.917 ermittelten ambulanten Pflegedienste sowie Pflegeheime (siehe Kapitel 3.3) wurde am 20.07.2015 eine E-Mail als Serienmail versandt. Diese enthielt u.a. Informationen über das Thema sowie die Zielstellung der Studie. Des Weiteren wurden die Dauer der Befragung sowie Informationen über den Datenschutz genannt. Es folgte der Hinweis, dass allen Teilnehmenden als Dankeschön eine Kurzzusammenfassung der Studie zugesandt wird. Anhand eines individualisierten Teilnahmelinks, der zu dem Fragebogen führte, konnte durch einmalige Zugangscodes die Mehrfachausfüllung des Fragebogens verhindert werden. Schließlich folgte eine Danksagung und es wurden die Kontaktdaten des Verantwortlichen genannt. Zwei sowie vier Wochen nach dem Start der Befragung, am 03.08.2015 und am 17.08.2015, wurde an alle Pflegeeinrichtungen, welche den Fragebogen zu diesem Zeitpunkt noch nicht geöffnet hatten, eine Erinnerungsmail für die Teilnahme an der Studie zugesandt.

Im Folgenden wird eine Übersicht über den Rücklauf der Daten gegeben:

Tabelle 3: Darstellung der Versand-Statistik
Quelle: eigene Darstellung

Versand-Statistik	Anzahl
Anzahl der recherchierten E-Mailadressen	4.917
Fehler bei der Zustellung bzw. E-Mailadresse gesperrt / gelöscht	342
Nachrichten zugestellt	4.575
Fragebogen nicht aufgerufen bzw. aufgerufen und nicht begonnen	3.868
Fragebogen begonnen, nicht abgeschlossen	136
Fragebogen abgeschlossen	571

Von den 4.917 versendeten E-Mails an ambulante Pflegedienste und Pflegeheime, konnten insgesamt 4.575 Nachrichten erfolgreich zugestellt werden. An der Befragung beteiligten sich insgesamt 707 Personen und die Responserate betrug 15,45%. Von der Gesamtanzahl an 707 Datensätzen wurden jedoch 136 Datensätze, aufgrund von Unvollständigkeit, ausgeschlossen. Folglich konnten 571 Datensätze in der Analyse berücksichtigt werden.

3.5 Statistische Auswertung

Zur Beantwortung der Fragestellungen wurden deskriptive sowie analytische Methoden der Statistik angewandt.

Die deskriptive Analyse der Daten erfolgte mit der Computersoftware PSPP, die analytischen Auswertungen wurden mit SPSS (Statistical Package for the Social Sciences), Version 23.0 ausgeführt.

Der deskriptive Teil der Ergebnisse wird durch statistische Tests ergänzt. Verwendet wurde der Chi-Quadrat Test, um zu testen, ob es Unterschiede zwischen der Art der Pflegeeinrichtung und der Rekrutierungserfahrung gibt. Anhand des Fisher's exact tests soll überprüft werden, ob Unterschiede in den Gruppen der letzten Rekrutierung (jeweils für die EU und Drittstaaten) in Bezug auf das Auftreten von Schwierigkeiten bestehen. Hierfür wurden die kategorialen Variablen „Letzter Rekrutierungsversuch EU bzw. Drittstaat" in dichotome Variablen umgewandelt, indem die ersten beiden Ausprägungen „vor weniger als einem Jahr" und „vor 1 bis weniger als 2 Jahren" sowie die letzten beiden

Ausprägungen „vor 2 bis weniger als 4 Jahren" und „vor 4 und mehr Jahren" zusammengefasst wurden. Die Begründung für den Fisher's exact test liegt darin, dass mehr als
20,0% der Zellen mit n<5 besetzt sind (Bruce et al., 2008). Weiterhin soll anhand von
zwei Mann-Whitney-U Tests geprüft werden, ob sich die Antworten hinsichtlich der Bewertung der Zufriedenheit der Rekrutierung in den Gruppen von Pflegeeinrichtungen,
welche während der Rekrutierung mit bzw. nicht mit Schwierigkeiten konfrontiert waren,
differenzieren und ob Pflegeeinrichtungen, die Integrationsmaßnahmen anbieten bzw.
nicht anbieten die Frage nach der Zufriedenheit der Beschäftigung von Pflegefachkräften
aus dem Ausland unterschiedlich beantworten.

Mittels einer logistischen Regressionsanalyse wurden Odds Ratios zur Quantifizierung
des Zusammenhangs der Rekrutierungserfahrung und verschiedenen Merkmalen der
Pflegeeinrichtungen berechnet. Im Vornhinein wurde überprüft, dass keine Multikolinea-
rität der unabhängigen Variablen vorherrscht und die Ausprägungen der abhängigen
Variable mit mindestens n=25 besetzt sind. Zudem wurden unabhängige, kategoriale
Variablen mit mehr als zwei Ausprägungen in dichotome Variablen (Dummy Variablen)
umgewandelt (Fromm, 2005).

Das Computerprogramm Microsoft Excel 2010 wurde verwendet, um statistisches Mate-
rial graphisch aufzubereiten. Demnach wurden in Microsoft Excel Tabellen sowie Dia-
gramme erstellt.

Allen Berechnungen liegt ein Signifikanzniveau von p<0,05 zu Grunde.

4. Ergebnisse

Zunächst erfolgt eine Beschreibung der Studienpopulation, welche Informationen über die Pflegeeinrichtungen sowie soziodemografische Merkmale der befragten Studienteilnehmer enthält. Es folgt eine Darstellung der Ergebnisse zu den Themenblöcken „Rekrutierung und Beschäftigung von Pflegefachkräften aus dem Ausland" in Kapitel 4.2 und 4.3. Nachfolgend werden in Kapitel 4.4 die Antworten des vierten Teils der Befragung „Abschluss des Fragebogens" zusammenfassend beschrieben. Abschließend erfolgen in Kapitel 4.5 die Ergebnisse der logistischen Regressionsanalyse, indem ein Zusammenhang zwischen der Rekrutierung von ausländischem Pflegefachpersonal und den Merkmalen von Pflegeeinrichtungen untersucht wird.

4.1 Beschreibung der Studienpopulation

An der Online-Befragung haben insgesamt 571 Pflegeeinrichtungen teilgenommen, von denen 278 (48,69%) zu den ambulanten Pflegediensten und 287 (50,26%) zu den Pflegeheimen gezählt werden können. 6 (1,05%) Pflegeeinrichtungen machen keine Angabe über die Art ihrer Einrichtung (siehe Tabelle 4).

Die Mehrheit der Pflegeeinrichtungen befindet sich in privater Trägerschaft (50,09%) sowie freigemeinnütziger Trägerschaft (43,61%). Lediglich 34 Pflegeeinrichtungen (5,95%) können einer öffentlichen Trägerschaft zugeordnet werden. 2 Pflegeeinrichtungen machen hierzu keine Angabe (0,35%).

Aus den Bundesländern Bayern (25,74%), Berlin (15,24%) und Nordrhein-Westfalen (11,38%) stammt etwa die Hälfte der befragten Pflegeeinrichtungen. Es folgen Angaben von Pflegeeinrichtungen aus den Ländern Baden-Württemberg (9,28%), Niedersachsen (7,36%), Hessen (4,38%), Bremen (4,20%) sowie Brandenburg und Thüringen mit jeweils 3,33%. Mit jeweils unter 3% waren Pflegeeinrichtungen aus den Bundesländern Hamburg, Sachsen und Schleswig-Holstein mit jeweils 2,98% sowie Rheinland-Pfalz (2,63%), Sachsen-Anhalt (2,28%), Mecklenburg-Vorpommern (1,40%) und Saarland (0,53%) am geringsten an der Befragung vertreten.

Tabelle 4: Beschreibung der Studienpopulation – Pflegeeinrichtung
Quelle: eigene Darstellung

	Ambulanter Pflegedienst	Pflegeheim	keine Angabe	Gesamt
N	278 (100%)	287 (100%)	6 (100%)	571 (100%)
Trägerschaft				
Private Trägerschaft	171 (61,51%)	112 (39,02%)	3 (50,00%)	286 (50,09%)
Freigemeinnützige Trägerschaft	92 (33,09%)	154 (53,66%)	3 (50,00%)	249 (43,61%)
Öffentliche Trägerschaft	13 (4,68%%)	21 (7,32%%)	0 (0,00%)	34 (5,95%)
keine Angabe	2 (0,72%)	0 (0,00%)	0 (0,00%)	2 (0,35%)
Bundesland				
Baden-Württemberg	16 (5,76%)	37 (12,89%)	0 (0,00%)	53 (9,28%)
Bayern	87 (31,29%)	57 (19,86%)	3 (50,00%)	147 (25,74%)
Berlin	54 (19,42%)	33 (11,50%)	0 (0,00%)	87 (15,24%)
Brandenburg	10 (3,60%)	9 (3,14%)	0 (0,00%)	19 (3,33%)
Bremen	7 (2,52%)	17 (5,92%)	0 (0,00%)	24 (4,20%)
Hamburg	5 (1,80%)	12 (4,18%)	0 (0,00%)	17 (2,98%)
Hessen	12 (4,32%)	13 (4,53%)	0 (0,00%)	25 (4,38%)
Mecklenburg-Vorpommern	3 (1,08%)	5 (1,74%)	0 (0,00%)	8 (1,40%)
Niedersachsen	16 (5,76%)	26 (9,06%)	0 (0,00%)	42 (7,36%)
Nordrhein-Westfalen	28 (10,07%)	36 (12,54%)	1 (16,67%)	65 (11,38%)
Rheinland-Pfalz	9 (3,24%)	6 (2,09%)	0 (0,00%)	15 (2,63%)
Saarland	1 (0,36%)	2 (0,70%)	0 (0,00%)	3 (0,53%)
Sachsen	9 (3,24%)	7 (2,44%)	1 (16,67%)	17 (2,98%)
Sachsen-Anhalt	3 (1,08%)	10 (3,48%)	0 (0,00%)	13 (2,28%)
Schleswig-Holstein	11 (3,96%)	6 (2,09%)	0 (0,00%)	17 (2,98%)
Thüringen	7 (2,52%)	11 (3,83%)	1 (16,67%)	19 (3,33%)
keine Angabe	0 (0,00%)	0 (0,00%)	0 (0,00%)	0 (0,00%)
Region				
Großstadt	144 (51,80%)	131 (45,64%)	3 (50,00%)	278 (48,69%)
Klein- oder Mittelstadt	108 (38,85%)	116 (40,42%)	2 (33,33%)	226 (39,58%)
Landstadt oder ländlicher Raum	24 (36,92%)	40 (13,94%)	1 (16,67%)	65 (11,38%)
keine Angabe	2 (0,72%)	0 (0,00%)	0 (0,00%)	2 (0,35%)
Anzahl Pflegekräfte				
Mittelwert	$\bar{x}$=31,40 (n=273; 99,13%)	$\bar{x}$=52,13 (n=270; 94,07%)	$\bar{x}$=46,38 (n=6; 100%)	$\bar{x}$=41,76 (n=549; 96,15%)
keine Angabe	5 (0,86%)	17 (5,92%)	0 (0,00%)	22 (3,85%)

Anzahl Pflegebedürftige				
Mittelwert	$\bar{x}$=123,82 (n=273; 99,13%)	$\bar{x}$=113,86 (n=281; 97,91%)	$\bar{x}$=58,67 (n=6; 100%)	$\bar{x}$=118,12 (n=560; 98,07%)
keine Angabe	5 (0,86%)	6 (2,09%)	0 (0,00%)	11 (1,93%)
Fachkräftemangel				
Ja	203 (73,02%)	194 (67,60%)	5 (83,33%)	402 (70,40%)
Nein	75 (26,98%)	93 (32,40%)	1 (16,67%)	169 (29,60%)
keine Angabe	0 (0,00%)	0 (0,00%)	0 (0,00%)	0 (0,00%)

Fast die Hälfte der Pflegeeinrichtungen (48,69%) befindet sich in einer Großstadt mit mehr als 100.000 Einwohnern. 226 Pflegeeinrichtungen (39,58%) können einer Klein- oder Mittelstadt mit 5.000 bis 100.000 Einwohnern und 65 Pflegeeinrichtungen (11,38%) einer Landstadt oder einem ländlichen Raum mit weniger als 5.000 Einwohnern zuge- ordnet werden. 2 Pflegeeinrichtungen (0,35%) machen hierzu keine Angabe.

Hinsichtlich der Anzahl der Pflegekräfte, welche derzeitig in Pflegeeinrichtungen be- schäftigt sind, konnte ein Mittelwert für ambulante Pflegedienste von $\bar{x}$=31,40 mit einer Standardabweichung (SD) von 53,15 und für Pflegeheime von $\bar{x}$=52,13; SD=100,48 er- rechnet werden. Für alle Pflegeeinrichtungen beträgt der Mittelwert der beschäftigten Pflegekräfte $\bar{x}$=41,76; SD=80,73.

In ambulanten Pflegediensten werden im Mittel $\bar{x}$=123,82; SD=130,57 und in Pflegehei- men $\bar{x}$=113,86; SD=147,28 Pflegebedürftige versorgt. Gesamtbetrachtet beträgt der Mit- telwert der Pflegebedürftigen pro Pflegeeinrichtung $\bar{x}$=118,12; SD=138,68.

Etwa zwei Drittel der befragten Pflegeeinrichtungen (70,40%) geben an, derzeit Schwie- rigkeiten in der Rekrutierung von geeigneten Pflegefachkräften aus Deutschland zu ha- ben und somit von einem Fachkräftemangel betroffen zu sein. Hingegen herrscht bei einem Drittel der Befragten (29,60%) derzeit kein Fachkräftemangel vor.

Die Mehrheit der befragten Personen (58,49%) übt die Position der Geschäftsführung in ihrer Pflegeeinrichtung aus (siehe Tabelle 5). Im Tätigkeitsbereich der Verwaltung arbei- ten 10,51% und im Bereich der Pflege und Betreuung 6,48% der Befragten. 24,34% der Studienteilnehmer können sich keiner der genannten Tätigkeitsbereiche zuordnen und geben einen „Sonstigen Tätigkeitsbereich" an. Hierbei werden am häufigsten diverse

Leitungspositionen (91,37%) angegeben. Darunter zählen insbesondere die Pflege-
dienstleitung (42,52%), Einrichtungsleitung (25,20%), Heimleitung (12,60%) und Hauslei-
tung (6,30%). Weiterhin werden die Bereichsleitung (1,57%) sowie Abteilungsleitung genannt (1,57%). Die übrigen 13 Leitungspositionen (10,24%) werden nicht weiter spezifiziert. Ferner werden die Tätigkeiten der Assistenz (1,44%), Qualitätsmanagement
(1,44%), Personal (0,72%) sowie Sozialdienst (0,72%) im Bereich „Sonstige Tätigkeits-
felder" angegeben. Weitere sechs Studienteilnehmer (4,32%) sind in mehreren Tätig-
keitsbereichen beschäftigt. Eine Person (0,18%) macht keine Angabe über ihren Tätigkeitsbereich.

Tabelle 5: Beschreibung der Studienpopulation – Fragen zur Person
Quelle: eigene Darstellung

	Ambulanter Pflegedienst	Pflegeheim	keine Angabe	Gesamt
N	278 (100%)	287 (100%)	6 (100%)	571 (100%)
Tätigkeitsbereich				
Geschäftsführung	174 (62,59%)	158 (55,05%)	2 (33,33%)	334 (58,49%)
Verwaltung	30 (10,79%)	29 (10,10%)	1 (16,67%)	60 (10,51%)
Pflege / Betreuung	20 (7,19%)	15 (5,23%)	2 (33,33%)	37 (6,48%)
Sonstiges	53 (19,06%)	85 (29,62%)	1 (16,67%)	139 (24,34%)
keine Angabe	1 (0,36%)	0 (0,00%)	0 (0,00%)	1 (0,18%)
Ausbildung als Pflegefachkraft				
Ja	220 (79,14%)	189 (65,85%)	6 (100,00%)	415 (72,68%)
Nein	56 (20,14%)	96 (33,45%)	0 (0,00%)	152 (26,62%)
keine Angabe	2 (0,72%)	2 (0,70%)	0 (0,00%)	4 (0,70%)
Studium im Bereich Pflege				
Ja	75 (26,98%)	93 (32,40%)	2 (33,33%)	170 (29,77%)
Nein	200 (71,94%)	191 (66,55%)	3 (50,00%)	394 (69,00%)
keine Angabe	3 (1,08%)	3 (1,05%)	1 (16,67%)	7 (1,23%)
Geschlecht				
weiblich	177 (63,67%)	162 (56,45%)	6 (100,00%)	345 (60,42%)
männlich	99 (35,61%)	122 (42,51%)	0 (0,00%)	221 (38,70%)
keine Angabe	2 (0,72%)	3 (1,05%)	0 (0,00%)	5 (0,88%)
Alter				
Mittelwert	$\bar{x}=47,55$ (n=273; 99,13%)	$\bar{x}=48,59$ (n=283; 99,31%)	$\bar{x}=48,50$ (n=6; 100%)	$\bar{x}=48,08$ (n=562; 98,42%)
keine Angabe	5 (0,86%)	4 (0,68%)	0 (0,00%)	9 (1,58%)

Über eine Ausbildung als Pflegefachkraft wie u.a. Gesundheits- und Krankenpfleger oder Altenpfleger verfügen 72,68% der befragten Studienteilnehmer. Hingegen geben 26,62% an, über keine Ausbildung in diesem Bereich zu verfügen. 4 Personen (0,70%) machen keine Angabe. Etwa ein Drittel der Befragten (29,77%) gibt an, über ein abgeschlossenes Studium im Bereich der Pflege zu verfügen. Dagegen haben 69,00% kein Studium im Bereich der Pflege abgeschlossen. 7 Personen (1,23%) enthalten sich bei dieser Frage.

Hinsichtlich des Geschlechts der Studienteilnehmer ist die Mehrzahl weiblich (60,42%) und 38,70% männlich. 5 Personen (0,88%) machen keine Angabe über ihr Geschlecht.

562 Studienteilnehmer (98,42%) machen eine Angabe über ihr Alter. Demzufolge sind diese im Mittel $\bar{x}$=48,08 Jahre alt; SD=9,81. Hingegen wird diese Frage von 9 Personen (1,58%) nicht beantwortet.

4.2 Rekrutierung von Pflegefachkräften aus dem Ausland

Wie bereits in Kapitel 4.1 beschrieben wurde, sind von den befragten 571 Pflegeeinrichtungen 402 (70,40%) von einem derzeitigen Fachkräftemangel betroffen. Um dem Fachkräftemangel entgegenzuwirken, entschieden sich 174 Pflegeeinrichtungen (43,28%) dafür, Pflegefachkräfte aus dem Ausland zu rekrutieren. Hingegen entschied sich die Mehrheit (56,72%) gegen eine Rekrutierung aus dem Ausland (siehe Abbildung 9).

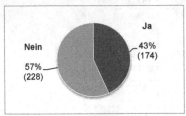

Abbildung 9: Allgemeine Rekrutierungserfahrung von Pflegeeinrichtungen mit derzeitigem Fachkräftemangel
Quelle: eigene Darstellung

Wird die Art der Pflegeeinrichtung (Pflegeheim / ambulanter Pflegedienst) in Bezug auf die Rekrutierungserfahrung, anhand eines Chi-Quadrat Tests, untersucht, so können signifikante Unterschiede zwischen den beiden Gruppen festgestellt werden (Chi2=18,018; df=1; p=0,00). Unter den Pflegeeinrichtungen mit Rekrutierungserfahrung sind Pflegeheime (n=105) deutlich stärker vertreten, als ambulante Pflegedienste (n=67). Zwei Einrichtungen mit Rekrutierungserfahrung machen keine Angabe über die Art der Pflegeeinrichtung.

Als Gründe gegen eine Rekrutierung von Pflegefachkräften aus dem Ausland wird von der Mehrheit der Befragten (67,54%) die „Schwierigkeiten in der sprachlichen Verständigung" ausgewählt (siehe Abbildung 10). Es folgen, als mögliche Gründe gegen eine Rekrutierung, die auftretenden Schwierigkeiten bei der Anerkennung der ausländischen Berufsqualifikation (52,19%), Unsicherheiten bezüglich der Rekrutierungswege (49,56%) sowie rechtliche Unsicherheiten (48,25%). Ebenfalls stellen der hohe zeitliche Aufwand einer Rekrutierung (46,49%), die Bürokratie (45,61%) sowie der hohe finanzielle Aufwand (36,84%) weitere Ursachen gegen eine Rekrutierung von Fachpersonal aus dem Ausland dar. Die Schwierigkeiten bei der Erteilung der Zuwanderungserlaubnis (28,51%) stellen für die Befragten eher eine geringer eingeschätzte Hürde bei der Rekrutierung dar. Weiterhin werden von 43 (18,86%) der Befragten „Sonstige Gründe" ausgewählt und 39 geben hierzu eine Freitextantwort an.

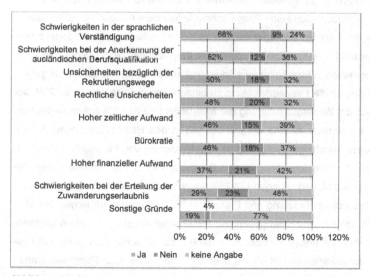

Abbildung 10: Gründe gegen eine Rekrutierung von Pflegefachkräften aus dem Ausland
Quelle: eigene Darstellung

Die „Sonstigen Gründe" können wie folgt beschrieben werden: Jeweils 7 Personen geben an, dass diese sich mit dem Thema der Rekrutierung aus dem Ausland derzeit noch nicht beschäftigt haben (17,95%) oder aktuell kein dringender Bedarf an Personal besteht (17,95%). Weitere 7 Studienteilnehmer (17,95%) beschreiben, dass sie bisher keine Bewerbungen von ausländischen Pflegefachkräften erhalten haben. Eine mangelnde fachliche Qualifikation bzw. unzureichende Deutschkenntnisse werden 6-Mal (15,38%) genannt. Jeweils 3 Personen geben die fehlende Akzeptanz der Pflegebedürftigen bzw. deren Angehörigen gegenüber ausländischem Pflegepersonal an (7,69%) sowie Vorbehalte der Pflegeeinrichtung gegenüber kulturellen Unterschieden (7,69%). Weitere 3-Mal (7,69%) wird angegeben, dass Pflegefachkräfte aus dem Ausland von der Einrichtung nicht gewünscht sind. 2 Pflegeeinrichtungen (5,13%) entschieden sich gegen eine Rekrutierung, da sie keine Unterstützungsmöglichkeiten in Form von Wohnraum anbieten können. Eine weitere Person (2,56%) hat bereits schlechte Erfahrungen mit Pflegefachkräften aus dem Ausland in einer anderen Pflegeeinrichtung gesammelt und sich daher gegen eine Rekrutierung entschieden.

Des Weiteren wurden die 228 Studienteilnehmer, die derzeit von einem Fachkräftemangel betroffen sind, jedoch noch keine Pflegefachkräfte aus dem Ausland rekrutiert haben, gefragt, welche Maßnahmen sie ergreifen, um dem Fachkräfteengpass entgegenzuwirken (siehe Abbildung 11). Ein Großteil der Befragten verfolgt die Strategie, die Leistungsfähigkeit der eigenen Mitarbeiter zu stärken und auf deren Bedürfnisse einzugehen, um diese langfristig an die Pflegeeinrichtung zu binden. Demzufolge setzen 91,23% der Einrichtungen auf die Weiterqualifizierung der Mitarbeiter und 81,58% sehen in der Verbesserung des Betriebsklimas eine Maßnahme gegen den Fachkräftemangel. Jeweils 74,12% der Pflegeeinrichtungen setzt sich für eine Förderung von Familie und Beruf sowie dem erleichterten Wiedereinstieg in den Beruf nach einer Familienphase ein. Die Verbesserung der Arbeitsbedingungen (73,25%), eine attraktive Vergütung für Mitarbeiter (67,11%), Gesundheitsförderung und Prävention (62,28%) sowie Employer Branding (50,00%) stellen weitere Strategien gegen den Fachkräftemangel dar. Weitere Maßnahmen, die eine Erhöhung der Anzahl der Arbeitskräfte zum Ziel haben, wie eine Steigerung der Ausbildungszahlen (64,04%), die überregionale Suche nach Pflegefachkräften (36,84%) sowie die Abwerbung von Pflegefachkräften von der Konkurrenz (15,35%) werden von einer geringeren Anzahl von Pflegeeinrichtungen verfolgt. Weiterhin geben sieben Pflegeeinrichtungen (3,07%) „Sonstige Maßnahmen" gegen den Fachkräftemangel an. Davon setzen drei Pflegeeinrichtungen (42,86%) auf Weiterqualifizierungsangebote. Je einmal (14,29%) wird das Angebot von Wohnraum für Mitarbeiter, Empfehlungsmanagement, Leasingarbeit sowie Schaltung von Internet- und Zeitungsannoncen als Maßnahmen genannt.

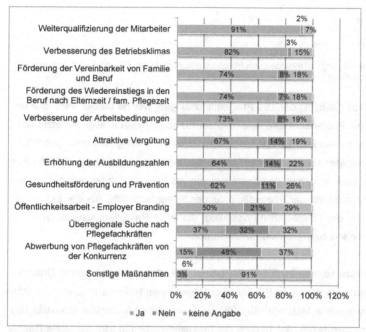

Abbildung 11: Weitere Maßnahmen gegen den Fachkräftemangel
Quelle: eigene Darstellung

Die 174 Pflegeeinrichtungen, die als Strategie gegen den Pflegefachkräftemangel die Rekrutierung aus dem Ausland wählen, rekrutieren am häufigsten ihr Personal aus Ländern der EU (siehe Abbildung 12). Demzufolge haben bereits 83 (47,70%) der Pflegeeinrichtungen ausschließlich Erfahrungen in der Rekrutierung innerhalb der EU gesammelt und 68 (39,08%) haben zusätzlich, neben der EU, auch in Drittstaaten Personal rekrutiert. Lediglich 12 (6,90%) Einrichtungen rekrutieren ausschließlich in Drittstaaten. 11 Pflegeeinrichtungen (6,32%) machen keine Angabe darüber, in welchen Ländern sie bereits Erfahrungen in der Rekrutierung gesammelt haben.

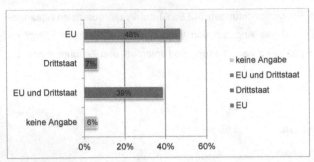

Abbildung 12: Rekrutierungserfahrungen von Pflegeeinrichtungen in der EU und in Drittstaaten
Quelle: eigene Darstellung

Bei einem Großteil (68,87%) der 151 Pflegeeinrichtungen, welche bereits Versuche unternommen haben, Pflegefachkräfte innerhalb der EU zu rekrutieren, liegt die letzte Rekrutierung weniger als ein Jahr zurück. Insgesamt 23,84% der Pflegeeinrichtungen haben „vor einem bis weniger als zwei Jahren" Versuche unternommen, Pflegefachkräfte aus der EU zu rekrutieren. Innerhalb des Zeitraums von „vor zwei Jahren bis weniger als vier Jahren" versuchten 5,96% der Pflegeeinrichtungen Pflegefachkräfte aus der EU zu gewinnen. Bei 1,32% der Pflegeeinrichtungen liegt der letzte Rekrutierungsversuch innerhalb der EU schon vier bzw. über vier Jahre zurück.

Ähnliche Ergebnisse können auch bei den letzten Rekrutierungsversuchen in Drittstaaten erzielt werden, von denen 80 Pflegeeinrichtungen einen Rekrutierungsversuch starteten. Die überwiegende Mehrheit (80,00%) versuchte Pflegefachkräfte innerhalb des letzten Jahres zu rekrutieren. Bei 15,00% der Pflegeeinrichtungen liegt der letzte Rekrutierungsversuch in Drittstaaten mindestens „ein Jahr bis weniger als zwei Jahre" zurück. Jeweils 2,50% der Pflegeeinrichtungen versuchten „vor zwei bis weniger als vier Jahren" bzw. „vor mindestens vier Jahren" Pflegefachkräfte aus Drittstaaten zu rekrutieren.

Weiterhin wurden die Pflegeeinrichtungen nach den drei Ländern gefragt, in denen sie hauptsächlich versucht haben, Pflegefachkräfte zu rekrutieren. Von den 174 Pflegeeinrichtungen, die bereits Rekrutierungserfahrungen gesammelt haben, beteiligten sich 168 (96,55%) an der Frage. Hierbei konnten jeweils bis zu drei Nennungen angegeben werden. Mindestens ein Land nennen somit 168 Pflegeeinrichtungen, zwei Länder geben 114 und drei Länder 73 Personen an. Demzufolge gibt es 355 Angaben von Ländern.

Von den 20 Ländern, welche am häufigsten angegeben werden, führt Spanien mit 54 Nennungen, gefolgt von Rumänien (n=39), Bosnien und Herzegowina (n=36) sowie Polen (n=36) und Kroatien (n=34). Weiterhin werden Serbien (n=18), Ungarn (n=16), Italien (n=14), Tschechien (n=14) sowie die Philippinen (n=12) angegeben. Mit weniger als zehn Nennungen folgen Vietnam (n=9), China (n=8), Slowakei (n=8), Portugal (n=7), Bulgarien (n=6), Slowenien (n=6), Litauen (n=5) und Griechenland (n=4). Mit jeweils drei Nennungen werden Lettland und die Niederlande angegeben.

Welche Maßnahmen Pflegeeinrichtungen ergreifen, um Pflegefachkräfte aus dem Ausland zu rekrutieren, wird in Abbildung 13 dargestellt.

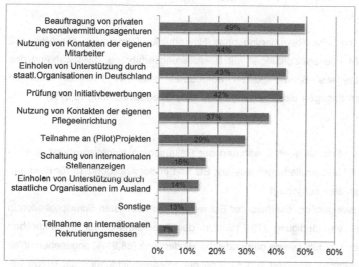

Abbildung 13: Maßnahmen der Rekrutierung von Pflegefachkräften aus dem Ausland
Quelle: eigene Darstellung

Ein Großteil der Befragten sucht sich externe Unterstützung in Form von privaten Personalvermittlungsagenturen (49,43%) oder durch staatliche Organisationen in Deutschland (43,10%). Aber auch Kontakte von Mitarbeitern (43,68%) bzw. der eigenen Pflegeeinrichtung (37,36%), die Sichtung von Initiativbewerbungen (41,95%) sowie die Teilnahme an (Pilot)Projekten stellen wichtige Maßnahmen bei der Rekrutierung von Personal aus dem Ausland dar. Weitere Maßnahmen wie die Schaltung von internationalen Stellenanzeigen (16,09%), das Einholen von Unterstützung durch staatliche Organisationen im Ausland (13,79%) sowie die Teilnahme an internationalen Rekrutierungsmessen (6,90%)

stellen für die Pflegeeinrichtungen untergeordnete Aktivitäten bei der Rekrutierung dar. Zusätzliche 22 Personen geben an „Sonstige Maßnahmen" zu ergreifen, von denen 19 dies genau spezifiziert haben. Demzufolge nehmen 6 Pflegeeinrichtungen (31,58%) externe Hilfe von staatlichen Organisationen oder von privaten Personalvermittlungsagenturen in Anspruch. Weitere 5 Personen (26,31%) suchen direkt im Ausland nach geeignetem Personal und 4 (21,05%) nutzen die Kontakte des Trägers bzw. der Pflegeeinrichtung für eine Rekrutierung von Pflegepersonal aus dem Ausland. Je eine Pflegeeinrichtung (5,26%) konnte durch eine Kooperation mit einer Sprachschule bzw. einer Hochschule im Ausland Pflegekräfte gewinnen. Außerdem wird der Einsatz von Medien, wie der eigene Internetauftritt sowie die Zeitung, je einmal (5,26%) als Möglichkeit der Rekrutierung genutzt.

Nicht immer gelingt eine Rekrutierung ohne Hindernisse. Demzufolge berichten 132 (75,86%) der 174 Pflegeeinrichtungen mit Rekrutierungserfahrung, dass während des Rekrutierungsprozesses Schwierigkeiten aufgetreten sind. 41 Pflegeeinrichtungen (23,56) verneinen dagegen diese Aussage und eine Pflegeeinrichtung (0,57%) enthält sich.

Welche Arten von Schwierigkeiten während der Rekrutierung aufgetreten sind, wird in der Abbildung 14 für Rekrutierungen aus der EU und in der Abbildung 15 für Rekrutierungen aus Drittstaaten aufgezeigt.
Bei Rekrutierungsversuchen innerhalb der EU werden am häufigsten Schwierigkeiten in der sprachlichen Verständigung (73,11%), in der Anerkennung der ausländischen Berufsqualifikation (70,59%) sowie bürokratische Hindernisse (68,91%) angegeben. Weiterhin wird der zeitliche Aufwand von 57,98% der Pflegeeinrichtungen als Hürde genannt. Etwa die Hälfte der Befragten berichtet von Belastungen aufgrund der Bewältigung des finanziellen Aufwandes (51,26%) sowie von rechtlichen Unsicherheiten (46,22%). Trotz der Arbeitnehmerfreizügigkeit in der EU berichten 25,21% der Pflegeeinrichtungen über Schwierigkeiten bei der Erteilung der Zuwanderungserlaubnis. Weitere 22 (18,49%) Pflegeeinrichtungen geben „Sonstige Schwierigkeiten" an. Hierbei werden am häufigsten die unterschiedlichen Erwartungshaltungen der ausländischen Pflegefachkräfte gegenüber den Pflegeeinrichtungen genannt (n=6; 27,27%). Weiterhin werden mit jeweils 4 Nennungen Probleme (18,18%) bei der Wohnungsvermittlung sowie die Zusammenarbeit mit staatlichen bzw. privaten Vermittlungsorganisationen beschrieben.

Jeweils 3 Pflegeeinrichtungen (13,63%) geben den zeitlichen Aufwand sowie die sprachliche bzw. fachliche Qualifikation als Hindernis an. Schließlich werden je einmal (4,55%) der finanzielle Aufwand und die Anerkennung von Qualifikationen, wie Sprachkenntnisse angegeben.

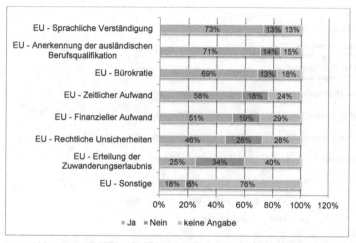

Abbildung 14: Schwierigkeiten während der Rekrutierung von Pflegefachkräften aus der EU
Quelle: eigene Darstellung

Wie bereits beschrieben, werden in Abbildung 15 die Schwierigkeiten für Rekrutierungen aus Drittstaaten dargestellt.

Im Vergleich zu Rekrutierungen aus der EU stellen, bei Rekrutierungen aus Drittstaaten, die Bürokratie (84,29%) sowie die Anerkennung der ausländischen Berufsqualifikation (84,29%) ebenfalls für viele Pflegeeinrichtungen ein Hindernis dar. Die Erteilung der Zuwanderungserlaubnis für Pflegefachkräfte aus dem Ausland wird von 64,29% der Pflegeeinrichtungen als Schwierigkeit benannt und deutlich höher bewertet als bei Rekrutierungen innerhalb der EU. Zugleich betrachten etwas mehr Pflegeeinrichtungen, die in Drittstaaten gegenüber der EU rekrutieren, die rechtlichen Unsicherheiten (61,43%) als Hindernis. Hingegen wird die sprachliche Verständigung (60,00%) von einem geringeren Anteil der Befragten als Hindernis bei Rekrutierungen in Drittstaaten gegenüber der EU angesehen. Die Prozentwerte des zeitlichen (58,57%) sowie des finanziellen Aufwandes (48,57%) liegen im Vergleich zu Pflegeeinrichtungen mit Rekrutierungserfahrung innerhalb der EU etwa gleich hoch. 4 (5,71%) der Befragten geben weitere Hindernisse als Freitextantwort an. Je 2-Mal (50,0%) werden Schwierigkeiten bei der Wohnungssuche und weitere 2-Mal (50,0%) Probleme bei der Anerkennung der ausländischen Berufsqualifikation beschrieben.

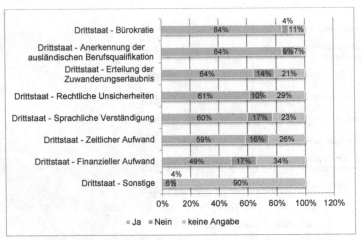

Abbildung 15: Schwierigkeiten während der Rekrutierung von Pflegefachkräften aus Drittstaaten
Quelle: eigene Darstellung

Ob sich das Antwortverhalten von Pflegeeinrichtungen hinsichtlich des Auftretens von Schwierigkeiten in den Gruppen unterscheidet, bei denen der letzte Rekrutierungsversuch weniger als zwei Jahre oder mehr als zwei Jahre zurückliegt, wird mittels Fisher's exact tests überprüft. Anhand der Auswertungen kann festgestellt werden, dass sowohl bei Rekrutierungen innerhalb der EU als auch in Drittstaaten kein signifikanter Unterschied (p>0,05) hinsichtlich des Zeitpunktes des letzten Rekrutierungsversuches und dem Auftreten von Schwierigkeiten während der Rekrutierung besteht.

Hinsichtlich der verschiedenen Arten von Schwierigkeiten, die während der Rekrutierung von Pflegefachkräften aus der EU (siehe Abbildung 14) bzw. aus Drittstaaten (siehe Abbildung 15) auftreten, können, nach Durchführungen von Fisher's exact tests, jeweils keine signifikanten Unterschiede (p>0,05) im Antwortverhalten der beiden Gruppen „letzte Rekrutierung vor weniger als zwei Jahren" und „letzte Rekrutierung vor mehr als zwei Jahren" festgestellt werden.

Trotz der aufgetretenen Schwierigkeiten konnten, von den 174 Pflegeeinrichtungen mit Rekrutierungserfahrung, 108 Pflegeeinrichtungen (62,07%) erfolgreich Pflegefachkräfte aus dem Ausland rekrutieren und beschäftigen derzeit bzw. beschäftigten Pflegefachkräfte aus dem Ausland. Weitere 27 Pflegeeinrichtungen (15,52%) geben an, den Rekrutierungsprozess noch nicht abgeschlossen zu haben. Hingegen geben 38 (21,84%) an, dass der Rekrutierungsprozess nicht erfolgreich war. Eine Pflegeeinrichtung (0,57%) macht hierzu keine Angabe.

Die 108 Pflegeeinrichtungen, die bereits erfolgreich in der Rekrutierung von Pflegefachkräften aus dem Ausland waren, wurden gebeten, eine Aussage zur Zufriedenheit des Rekrutierungsprozesses, anhand einer 5-Punkte-Skala, zu bewerten (siehe Abbildung 16).

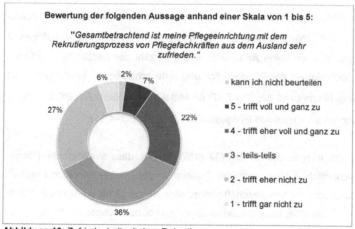

Abbildung 16: Zufriedenheit mit dem Rekrutierungsprozess
Quelle: eigene Darstellung

Insgesamt ordnet sich ein Großteil (36,11%) dem mittleren Feld „3-teils-teils" zu und ist mittelmäßig mit dem Rekrutierungsprozess zufrieden. 32,41% der Pflegeeinrichtungen bewerten die Aussage, dass sie mit dem Rekrutierungsprozess von Pflegefachkräften aus dem Ausland sehr zufrieden sind mit „1-trifft überhaupt nicht zu (5,56%) und „2-trifft eher nicht zu" (26,85%). 29,63% entscheiden sich für „4-trifft eher voll und ganz zu" (22,22%) und „5-trifft voll und ganz zu" (7,41%). 2 Personen (1,85%) machen keine Angabe.

Ob Pflegeeinrichtungen, welche während des Rekrutierungsprozesses mit Schwierigkeiten konfrontiert waren, die Frage nach der Zufriedenheit der Rekrutierung unterschiedlich bewerten, als diese, bei denen keine Schwierigkeiten aufgetreten sind, wird anhand des Mann-Whitney-U Tests überprüft. Hierbei kann folgendes Ergebnis erzielt werden: U=602,500; z=-4,060; p=0,00. Die Bewertung der Zufriedenheit der Rekrutierung von Pflegefachkräften aus dem Ausland unterscheidet sich signifikant zwischen den beiden genannten Gruppen. Der mittlere Rang der Pflegeeinrichtungen, welche mit Schwierigkeiten während des Rekrutierungsprozesses konfrontiert waren (Mittlerer Rang=46,03), ist signifikant geringer, als der der Gruppe ohne Schwierigkeiten während der Rekrutierung (Mittlerer Rang=71,56).

4.3   Beschäftigung von Pflegefachkräften aus dem Ausland

Insgesamt können 106 Pflegeeinrichtungen, welche erfolgreich Pflegefachkräfte rekrutierten, im Mittel $\bar{x}$=4,81 Pflegefachkräfte (SD=6,72) aus dem Ausland beschäftigen. 2 Pflegeeinrichtungen machen keine Angabe über die Anzahl der beschäftigten Pflegefachkräfte. Wird nach der Art der Pflegeeinrichtung unterschieden, so kann festgestellt werden, dass Pflegeheime ($\bar{x}$=5,32; SD=7,87) im Mittel eine größere Anzahl an Pflegefachkräften rekrutieren als ambulante Pflegedienste ($\bar{x}$=3,97; SD=4,21).

Der größte Anteil der Pflegeeinrichtungen (32,41%) gibt an, dass ausländische Pflegefachkräfte durchschnittlich „1 bis weniger als 2 Jahre" in der Pflegeeinrichtung beschäftigt sind. Einen durchschnittlichen Beschäftigungszeitraum von „2 bis weniger als 4 Jahren" nennen 25,00% der Pflegeeinrichtungen. Bei 19,44% der Pflegeeinrichtungen beträgt die Dauer der Beschäftigung weniger als ein Jahr und 12,96% der Befragten geben an, dass die Pflegefachkräfte aus dem Ausland „4 oder mehr Jahre" in der Pflegeeinrichtung tätig sind. 11 Personen (10,19%) machen hierzu keine Angabe.

Weiterhin sollten die Studienteilnehmer die Kompetenzen der Pflegefachkräfte aus dem Ausland im Vergleich zu deutschen Pflegefachkräften beurteilen (siehe Abbildung 17). Besonders die „Leistungsbereitschaft und Motivation" der internationalen Pflegefachkräfte wird als „deutlich besser" (29,63%) bzw. als „etwas besser" (32,31%) im Vergleich zu den deutschen Fachkräften eingeschätzt. 34,26% der Studienteilnehmer geben an, dass

Pflegefachkräfte aus dem Ausland und aus Deutschland in der genannten Kategorie „gleich gut" sind. 2,78% schätzen die Pflegefachkräfte aus dem Ausland in diesem Bereich als „etwas schlechter" und 0,93% als „deutlich schlechter" ein. Der Bereich der Sozialkompetenz der ausländischen und deutschen Pflegefachkräfte wird von der Mehrheit der Pflegeeinrichtungen (57,41%) als „gleich gut" bewertet. Für 28,71% der Einrichtungen haben die internationalen Pflegefachkräfte eine „etwas bessere" (21,30%) bzw. eine „deutlich bessere" (7,41%) Sozialkompetenz als die deutschen Mitarbeiter. 12,04% der Pflegeeinrichtungen geben an, dass die Sozialkompetenz bei Pflegefachkräften aus dem Ausland „etwas schlechter" sei und 1,85% schätzen diese als „deutlich schlechter" ein. Ebenfalls wird das Fachwissen von Pflegefachkräften aus dem Ausland gegenüber Pflegefachkräften aus Deutschland von einem Großteil der Befragten als „gleich gut" beurteilt (38,89%). 32,41% der Pflegeeinrichtungen schätzen das Fachwissen der ausländischen Pflegefachkräfte als „etwas besser" (20,37%) bzw. „deutlich besser" (12,04%) ein. Hingegen bewerten 28,71% der Befragten das Fachwissen der Pflegefachkräfte aus dem Ausland gegenüber den deutschen Kollegen als „etwas schlechter" (23,15%) bzw. „deutlich schlechter" (5,56%). Die Kompetenzen in der praktischen Arbeitserfahrung der Pflegefachkräfte aus dem Ausland gegenüber dem deutschen Personal, werden von der Mehrheit als schlechter eingestuft. Demnach schätzen 43,52% Pflegeeinrichtungen diese als „etwas schlechter" und 12,96% als „deutlich schlechter" ein. Als „gleich gut" bewerten 33,33% der Pflegeeinrichtungen die Praxiserfahrung. Lediglich 5,56% schätzen diese als „etwas besser" und 4,63% als „deutlich besser" ein.

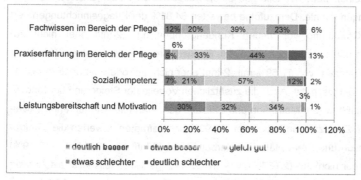

Abbildung 17: Kompetenzen der rekrutierten Pflegefachkräfte aus dem Ausland
Quelle: eigene Darstellung

Die Beschäftigung von Pflegefachkräften aus dem Ausland kann, neben dem Entgegen-
wirken des Fachkräftemangels, zusätzliche Nutzen mit sich bringen. Die Pflegeeinrichtungen wurden gebeten, verschiedene Vorteile anhand einer Fünf-Punkte-Skala zu bewerten (siehe Abbildung 18).

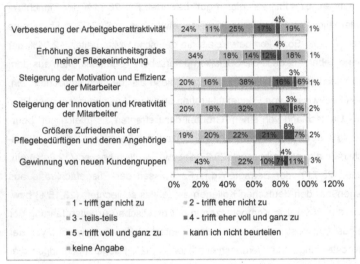

Abbildung 18: Zusätzlicher Nutzen durch die Beschäftigung von Pflegefachkräften aus dem Ausland
Quelle: eigene Darstellung

Insgesamt kann festgestellt werden, dass der überwiegende Anteil der Pflegeeinrichtungen entweder keinen bzw. nur teilweise einen Zusatznutzen in den unterschiedlichen
Kategorien erlangen konnte. Demzufolge bewerten 64,81% der Pflegeeinrichtungen den
Zusatznutzen „Gewinnung von neuen Kundengruppen" mit „2-trifft eher nicht zu"
(22,22%) oder „1-trifft gar nicht zu" (42,59%). Ebenso wird der Zusatznutzen „Erhöhung
des Bekanntheitsgrades" von 17,59% mit „2-trifft eher nicht zu" oder von 34,26% mit „1-
trifft gar nicht zu" eingeschätzt. Auch die zusätzlichen Vorteile der Steigerung der Innovation und Kreativität bzw. der Motivation und Effizienz der Mitarbeiter werden eher teilweise bzw. nicht als Zusatznutzen betrachtet. 37,96% der Befragten bewerten die „Steigerung der Innovation und Kreativität der Mitarbeiter" mit „2-trifft eher nicht zu" (17,59%)
oder mit „1-trifft gar nicht zu" (20,37%), weitere 32,41% geben „3-teils-teils" als Antwort
an. Die „Steigerung der Motivation und Effizienz der Mitarbeiter" wird von 36,11% der
Pflegeeinrichtungen mit „2-trifft eher nicht zu" (15,74%) oder mit „1-trifft gar nicht zu"

(20,37%) bewertet. 37,96% geben als Antwort „3-teils-teils" an. Eine ähnliche Tendenz kann in dem Bereich der Steigerung der Arbeitgeberattraktivität ermittelt werden. 35,18% stimmen der genannten Kategorie mit „2-trifft eher nicht zu" (11,11%) oder mit „1-trifft gar nicht zu (24,07%) zu, weitere 25,00% geben „3-teils-teils" als Antwort an. Den Zusatznutzen, welcher am häufigsten von Pflegeeinrichtungen erzielt wurde, stellt die größere Zufriedenheit der Pflegebedürftigen und deren Angehörige durch die Beschäftigung von Pflegefachkräften aus dem Ausland dar. So stimmen 21,30% der Pflegeeinrichtungen dem genannten Nutzen mit „4-trifft eher voll und ganz zu" und 8,33% mit „5-trifft voll und ganz zu" zu.

Während der Beschäftigung von Pflegefachkräften aus dem Ausland können zudem in verschiedenen Bereichen Probleme entstehen, welche in Abbildung 19 dargestellt sind. Die Befragten sollten anhand einer Fünf-Punkte-Skala bewerten, inwiefern bestimmte Probleme durch die Beschäftigung von Pflegefachkräften aus dem Ausland in der eigenen Pflegeeinrichtung aufgetreten sind.

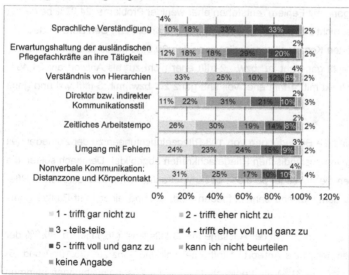

Abbildung 19: Aufgetretene Probleme durch die Beschäftigung von Pflegefachkräften aus dem Ausland
Quelle: eigene Darstellung

Insbesondere sind, durch die Beschäftigung von ausländischem Pflegepersonal, Probleme aufgrund der sprachlichen Verständigung entstanden. Demzufolge stimmen jeweils 33,33% der Pflegeeinrichtungen diesem Punkt mit „4-trifft eher voll und ganz zu" oder mit „5-trifft voll und ganz zu" zu. Ebenfalls stellt die Erwartungshaltung der ausländischen Pflegefachkräfte an ihre Tätigkeit eine Herausforderung für 49,07% der Pflegeeinrichtungen dar. 28,70% bewerten dies mit „4-trifft eher voll und ganz zu"; 20,37% mit „5-trifft voll und ganz zu". 58,33% der Pflegeeinrichtungen sehen in dem Bereich „Verständnis der Hierarchien" eher weniger ein Problem. So geben 33,33% „1-trifft gar nicht zu" und 25,0% „2-trifft eher nicht zu" als Antwort an. Weiterhin sind in den Bereichen der „Nonverbalen Kommunikation: Distanzzone und Körperkontakt" sowie des „Zeitlichen Arbeitstempos" bei jeweils 55,56% der Pflegeeinrichtungen eher weniger Probleme aufgetreten. 30,56% bewerten den Punkt „Nonverbale Kommunikation: Distanzzone und Körperkontakt" mit „1-trifft gar nicht zu"; 25,00% der Pflegeeinrichtungen geben „2-trifft eher nicht zu" als Antwort an. Ähnlich wird das „Zeitliche Arbeitstempo" eingeschätzt, indem 25,93% für „1-trifft gar nicht zu" und 29,63% für „2-trifft eher nicht zu" stimmen. Auch in dem Bereich „Umgang mit Fehlern" entstehen eher weniger Probleme. 24,07% bewerten dies mit „1-trifft gar nicht zu" und 23,15% mit „2-trifft eher nicht zu". Den Bereich des „Direkten bzw. indirekten Kommunikationsstils" bewerten 30,56% mit „3-teils-teils". Weitere 33,33% geben „1-trifft gar nicht zu" bzw. „2-trifft eher nicht zu" als Antwort an; 31,49% bewerten diesen Punkt mit „4-trifft eher voll und ganz zu" bzw. mit „5-trifft voll und ganz zu".

In Abbildung 20 sind die Bewertungen von 108 Pflegeeinrichtungen zu der Zufriedenheit der Beschäftigung von ausländischen Pflegefachkräften abgebildet. Demnach sollten die Pflegeeinrichtungen die Aussage, ob diese gesamtbetrachtend mit den rekrutierten Pflegefachkräften aus dem Ausland sehr zufrieden sind, anhand einer Fünf-Punkte-Skala bewerten.

Ein Großteil der Befragten stimmt der Aussage mit „3-teils-teils" (36,11%) zu. 50,0% der Pflegeeinrichtungen geben als Antwort „4-trifft eher voll und ganz zu" (35,19%) und „5-trifft voll und ganz zu" (14,81%) an. Lediglich 11,12% der Pflegeeinrichtungen stimmen der Aussage mit „2-trifft eher nicht zu" (10,19%) und „1-trifft gar nicht zu" (0,93%) zu. 2,78% der Befragten geben keine Angabe an.

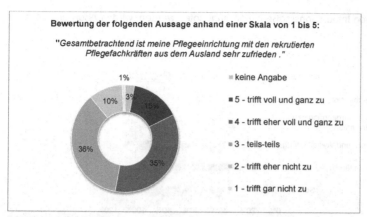

Abbildung 20: Zufriedenheit mit der Beschäftigung von Pflegefachkräften aus dem Ausland
Quelle: eigene Darstellung

Von den 108 Pflegeeinrichtungen, welche erfolgreich in der Rekrutierung von Pflegefachkräften aus dem Ausland waren, geben 93 Pflegeeinrichtungen (86,11%) an, Integrationsmaßnahmen für die rekrutierten Pflegefachkräfte anzubieten. 15 Pflegeeinrichtungen (13,89%) verneinen hingegen diese Frage.

Um zu testen, ob Pflegeeinrichtungen, die Integrationsmaßnahmen anbieten bzw. nicht
anbieten, die Frage nach der Zufriedenheit der Beschäftigung von Pflegefachkräften aus
dem Ausland unterschiedlich beantworten, wird anhand des Mann-Whitney-U Tests
überprüft. Hierbei kann folgendes Ergebnis erzielt werden: U=463,00; z=-1,732; p=0,083.
Die Zufriedenheit der Beschäftigung von Pflegefachkräften aus dem Ausland unterscheidet sich nicht signifikant von Pflegeeinrichtungen, die Integrationsmaßnahmen anbieten
oder nicht.

Welche Arten von Integrationsmaßnahmen angeboten werden, wird in Abbildung 21 dargestellt.

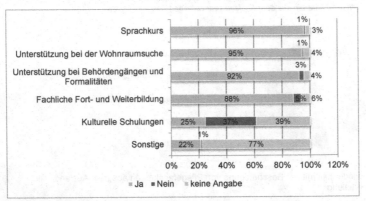

Abbildung 21: Arten von Integrationsmaßnahmen für Pflegefachkräfte aus dem Ausland
Quelle: eigene Darstellung

Am häufigsten (95,70%) wird Pflegefachkräften aus dem Ausland ein Sprachkurs angeboten. Es folgt eine Unterstützung bei der Wohnraumsuche (94,62%) sowie bei Behördenhängen und Formalitäten (92,47%). Auch die fachliche Fort- und Weiterbildung der Pflegefachkräfte aus dem Ausland (88,17%) stellt eine häufig angebotene Integrationsmaßnahme dar. Kulturelle Schulungen (24,73%) sowie sonstige Maßnahmen (21,51%) werden weniger angeboten. Zu den sonstigen Integrationsmaßnahmen (22 Nennungen von 20 Pflegeeinrichtungen) zählen die soziale Integration sowie die Unterstützung bei der Freizeitgestaltung (22,72%). Weiterhin werden den Pflegefachkräften aus dem Ausland Mentoren bzw. Paten und Integrationsbeauftragte zur Seite gestellt (18,18%). Außerdem wird Wohnraum bereitgestellt sowie Unterstützung bei der Wohnungseinrichtung angeboten (18,18%). Das Anerkennungsverfahren der fachlichen Qualifikation der Pflegefachkräfte wird von 13,64% der Pflegeeinrichtungen unterstützt. 9,09% der Pflegeeinrichtungen bieten Weiterbildungsangebote wie ein Sicherheitsfahrtraining und einen EDV Kurs an. Weiterhin werden finanzielle Zuschüsse (9,09%), Willkommenskultur (4,55%) sowie Familienzusammenführung (4,55%) genannt.

4.4 Abschluss des Fragebogens

Im letzten Teil des Fragebogens wurden die Studienteilnehmer gebeten, Fragen, Anmerkungen sowie Vorschläge zu dokumentieren. Insgesamt beteiligen sich 164 Pflegeeinrichtungen an der Frage. Als Vorschläge gegen einen Fachkräftemangel in der Pflege
wird am häufigsten die Steigerung der Attraktivität der Pflegeberufe durch u.a. verbes-
serte Arbeitsbedingungen sowie eine bessere Vergütung beschrieben (15 Nennungen).
Des Weiteren wird empfohlen, die Ausbildung der Pflegefachkraft in Deutschland zu
stärken bzw. zu verbessern (11 Nennungen). Bei der Rekrutierung von Pflegefachkräften
aus dem Ausland wird am häufigsten eine Vereinfachung der Anerkennung von ausländischem Berufsabschlüssen vorgeschlagen (22 Nennungen). Weiterhin stellen, vor allem
für kleine ambulante Pflegedienste, die finanzielle (11 Nennungen) sowie die zeitliche
Belastung (7 Nennungen) eine große Hürde dar. Zudem wird empfohlen, die bürokrati-
schen Hürden (10 Nennungen) zu senken. Im Bereich der Beschäftigung von Pflegefachkräften aus dem Ausland wird vor allem die Wichtigkeit der sprachlichen Kompetenz
(57 Nennungen) aber auch der fachlichen sowie praktischen Kenntnisse hervorgehoben
(9 Nennungen).

4.5 Zusammenhang von Rekrutierungserfahrung und verschiedenen Merkmalen der Pflegeeinrichtungen

In Tabelle 6 werden die Odds Ratios der logistischen Regressionsanalyse dargestellt,
welche eine Quantifizierung des Zusammenhangs der Rekrutierungserfahrung und verschiedenen Merkmalen der Pflegeeinrichtungen ermöglichen.
In den durchgeführten Regressionsanalysen können signifikante Assoziationen der Variablen „Art der Pflegeeinrichtung", „Trägerschaft", „Anzahl der Pflegekräfte" sowie „Bundesland" festgestellt werden. Der Punktschätzer des Odds Ratios fällt für Pflegeheime
gegenüber anderen Variablen am größten aus (OR=3,30; Model 4). Die Chance der
Pflegeeinrichtungen über eine Rekrutierungserfahrung zu verfügen, ist bei Pflegeheimen
3,30-mal so groß gegenüber ambulanten Pflegediensten. Hinsichtlich der Trägerschaft
haben freigemeinnützige Pflegeeinrichtungen eine 0,46-mal und öffentliche Pflegeeinrichtungen eine 0,23-mal so hohe Chance gegenüber Einrichtungen privater Träger-
schaften über eine Rekrutierungserfahrung zu verfügen (Model 4). Weiterhin kann fest-

gestellt werden, dass Pflegeeinrichtungen aus Ostdeutschland gegenüber Pflegeeinrichtungen aus Westdeutschland eine 0,35-mal so große Chance haben, Pflegefachkräfte
aus dem Ausland zu rekrutieren (Model 4). Der Punktschätzer des Odds Ratios der Variablen „Anzahl der Pflegekräfte" fällt mit 1,01 (Model 4) eher gering aus. Für die verschiedenen Regionen können keine signifikanten Ergebnisse erzielt werden.

Tabelle 6: Logistische Regressionsanalyse: Zusammenhang von Rekrutierungserfahrung und verschiedenen Merkmalen der Pflegeeinrichtungen
Quelle: eigene Darstellung

Rekrutie-rungs-erfahrung allgemein	Model 1		Model 2		Model 3		Model 4	
	OR	95%-KI	OR	95%-KI	OR	95%-KI	OR	95%-KI
Art der Pflegeeinrichtung								
Ambulanter Pflegedienst	Ref.		Ref.		Ref.		Ref.	
Pflegeheim	3,17*	2,03-4,94	3,08*	1,94-4,90	3,19*	1,99-5,10	3,30*	2,04-5,34
Trägerschaft								
privat	Ref.		Ref.		Ref.		Ref.	
frei-gemeinnützig	0,47*	0,30-0,74	0,47*	0,29-0,75	0,46*	0,28-0,74	0,46*	0,28-0,75
öffentlich	0,30*	0,11-0,77	0,27*	0,10-0,71	0,27*	0,10-0,71	0,23*	0,08-0,65
Anzahl Pflegekräfte	-	-	1,01*	1,00-1,01	1,01*	1,00-1,01	1,01*	1,00-1,01
Bundesland								
West	-	-	-	-	Ref.		Ref.	
Ost	-	-	-	-	0,36*	0,17-0,76	0,35*	0,16-0,77
Region								
Großstadt	-	-	-	-	-	-	Ref.	
Klein-/Mittelstadt	-	-	-	-	-	-	0,84	0,51-1,38
Landstadt/ländlicher Raum	-	-	-	-	-	-	1,41	0,65-3,06
R-Quadrat	0,11		0,15		0,18		0,19	

OR=Odds Ratio; KI=Konfidenzintervall; Ref.=Referenzkategorie
*p<0,05

5.   Diskussion

Ziel dieser Arbeit ist es, zu untersuchen, ob eine Rekrutierung von Pflegefachkräften aus dem Ausland eine Möglichkeit für deutsche Pflegeeinrichtungen darstellt, dem Fachkräftemangel in der Pflege entgegenzuwirken und wie hoch die Zufriedenheit der Pflegeeinrichtungen mit dem Rekrutierungsprozess und der Beschäftigung von Pflegefachkräften aus dem Ausland ist.

Ein Großteil der Befragten (70,40%) gibt an, derzeit von einem Fachkräftemangel in der Pflege betroffen zu sein. Davon entscheidet sich die knappe Mehrheit (56,72%) gegen eine Rekrutierung von Pflegefachkräften aus dem Ausland. Für hingegen 43,28% der Pflegeeinrichtungen stellt dies eine Option gegen den Fachkräftemangel dar. Die Mehrzahl der Pflegeeinrichtungen (68,52%) ist mit dem Rekrutierungsprozess nur teilweise bzw. eher oder überhaupt nicht zufrieden. Jedoch gibt die Hälfte der befragten Pflegeeinrichtungen (50,0%) an, mit den beschäftigten Pflegefachkräften aus dem Ausland zufrieden bzw. sehr zufrieden zu sein.

5.1   Diskussion der Ergebnisse

Im Folgenden werden die zentralen Ergebnisse kritisch betrachtet sowie in den Kontext der wissenschaftlichen Forschung gestellt. Hierbei wird vermehrt ein Vergleich der vorliegenden Studienergebnisse anhand einer Studie der Bertelsmann-Stiftung vorgenommen, in der 597 Personalverantwortliche aus der deutschen Pflegebranche zu dem Thema „Internationale Rekrutierung von Pflegefachkräften" im Januar und Februar 2015 befragt wurden, da dies die einzige Studie dieser Art auf diesem Gebiet darstellt (Bonin et al., 2015).

5.1.1 Fachkräftemangel und Maßnahmen

Die Auswertung der Studienergebnisse zeigt, dass 70,4% der Pflegeeinrichtungen derzeit Schwierigkeiten haben, geeignete Pflegefachkräfte zu rekrutieren. Dies entspricht den Berechnungen der Bundesagentur für Arbeit (2013), welche für die Berufe der Gesundheits- und Krankenpfleger und insbesondere für Altenpfleger einen flächendeckenden Fachkräftemangel beschreiben (siehe Kapitel 2.2.5.1). Ähnliche Werte konnten in der Studie der Bertelsmann-Stiftung ermittelt werden. Hierbei geht hervor, dass 61% der

Pflegebetriebe in den folgenden sechs Monaten mindestens eine vakante Stelle für Pflegefachkräfte zu besetzen haben (Bonin et al., 2015).

Von den befragten Pflegeeinrichtungen, welche von einem Fachkräfteengpass betroffen
sind, entscheiden sich 43,28% für eine Rekrutierung von Pflegepersonal aus dem Ausland. Diese Angabe weicht stark von den Ergebnissen der Bertelsmann-Studie ab, in der
lediglich 16% der Pflegebetriebe angeben, innerhalb der letzten drei Jahre Versuche
unternommen zu haben, Pflegepersonal aus dem Ausland zu gewinnen (Bonin et al.,
2015). Anzumerken ist, dass das Ergebnis der Bertelsmann-Studie aus den Angaben
aller befragten Pflegebetriebe, sowohl mit als auch ohne derzeitigen Fachkräftemangel,
resultiert. Nach einer Neuberechnung des Prozentwertes der Pflegeeinrichtungen mit
Rekrutierungserfahrung an der Gesamtanzahl der Teilnehmer der vorliegenden Studie
verringert sich dieser auf 30,47%. Zu einem weiteren Vergleich wurden die Auswertungen der Studie „Migration von Fach- und Führungskräften nach Deutschland 2014" der
Bitkom Research GmbH (2014) herangezogen, welche im Auftrag von LinkedIn durchgeführt wurde. Demzufolge werden in 17% der deutschen Unternehmen mit einer Unter-
nehmensgröße von über 50 Mitarbeitern Fach- und Führungskräfte aus dem Ausland
beschäftigt. Zudem beabsichtigen derzeit 11% der befragten Unternehmen, Fachkräfte
aus dem Ausland zu rekrutieren. Ein möglicher Grund für die dennoch bestehende Diffe-
renz zwischen den vorliegenden und den herangezogenen Studienergebnissen hinsichtlich dem Anteil von deutschen Unternehmen mit Rekrutierungserfahrung, könnte an der
Unterrepräsentanz von Pflegeeinrichtungen aus den neuen im Vergleich zu den alten
Bundesländern an der Befragung liegen (siehe Kapitel 4.1), da die Chance für Pflegeeinrichtungen aus Ostdeutschland gegenüber Pflegeeinrichtungen aus Westdeutschland
geringer ist, Pflegefachkräfte aus dem Ausland zu rekrutieren (siehe 4.5). Zudem ist anzumerken, dass in der E-Mail, welche an alle Pflegeeinrichtungen mit der Bitte zur Teilnahme an der Studie zugesandt wurde, die Betreffzeile folgendermaßen formuliert wurde: „Studie zum Thema Rekrutierung von Pflegefachkräften aus dem Ausland". Es kann
vermutet werden, dass dadurch vermehrt Pflegeeinrichtungen an der Studie teilgenommen haben, die bereits Erfahrungen in der Auslandsrekrutierung aufweisen können.

Die Mehrheit der Pflegeeinrichtungen versuchte Pflegefachkräfte aus einem Land der
Europäischen Union zu rekrutieren. Sonach starteten 86,78% einen Rekrutierungsversuch entweder nur in EU-Staaten oder ebenfalls in Drittstaaten. Lediglich 6,90% der Befragten gab an, ausschließlich in Drittstaaten zu rekrutieren. In Spanien wurde am häufigsten versucht, Pflegefachkräfte für deutsche Einrichtungen zu gewinnen. Die starke

Konzentration auf Spanien kann vermutlich durch die europäische Wirtschaftskrise und der damit verbundenen gestiegenen Arbeitslosigkeit in Spanien begründet werden (Bundesministerium der Finanzen, 2015). Zu den EU-Ländern, welche weiterhin am häufigsten genannt wurden, zählen Rumänien und Polen. Dies steht in Übereinstimmungen mit den Erwartungen, denn aus Polen stammen die meisten ausländischen beschäftigten Pflegekräfte in Deutschland (siehe Kapitel 2.3.1). Auch Rumänien zählt zu den Ländern, aus denen häufig Pflegekräfte in Deutschland tätig sind. Bei den Drittstaaten führt Bosnien-Herzegowina, welches mit bisher 3.308 beschäftigten Pflegekräften in Deutschland am stärksten unter allen Drittstaaten vertreten ist (Merda et al., 2014). Diese Ergebnisse decken sich ebenfalls mit den Daten der Bertelsmann-Studie. Am häufigsten wurden demnach in den EU-Ländern Spanien, Polen und Kroatien Rekrutierungsversuche unternommen. Rumänien belegt unter den EU-Ländern den vierten Rang. Bosnien-Herzegowina wurde ebenfalls bei Rekrutierungen in Drittstaaten als wichtigstes Herkunftsland angeführt (Bonin et al., 2015).

Weitere Strategien gegen den Pflegefachkräftemangel, welche Pflegeeinrichtungen ohne Rekrutierungserfahrung ergreifen, stellen insbesondere Maßnahmen zur Bindung der Mitarbeiter an das eigene Unternehmen dar, indem die Kompetenzen der Mitarbeiter gestärkt und auf deren Bedürfnisse eingegangen wird. Zu den Maßnahmen, welche am häufigsten genannt werden, zählen die Weiterqualifizierung der Mitarbeiter (91,23%), die Verbesserung des Betriebsklimas (81,58%) und die Förderung von Familie und Beruf sowie eine Erleichterung des Wiedereinstiegs in den Beruf nach einer Familienphase (74,12%). Maßnahmen zur Gewinnung von neuem Personal stellen untergeordnete Strategien dar. Hierbei wird am häufigsten die Strategie der Erhöhung der Ausbildungszahlen (64,04%) von den Pflegeeinrichtungen verfolgt, gefolgt von der überregionalen Suche nach Pflegefachkräften (36,84%). Ähnliche Ergebnisse konnten in der Studie der Bertelsmann-Stiftung erzielt werden. Hierbei wurden jedoch sowohl Pflegeeinrichtungen mit als auch ohne Rekrutierungserfahrung nach den Maßnahmen zur Sicherung des Bedarfs an Pflegefachkräften gefragt. Zu den meist genannte Strategien zählen ebenfalls „Mitarbeiter weiterbilden" (100%), „Gutes Betriebsklima schaffen" (99%) und „Wiedereinstieg nach Familienphase fördern" (98%). 67% der Pflegebetriebe gaben an, mehr Pflegeschüler auszubilden, während 54% angeben, überregional nach Personal zu suchen.

5.1.2 Merkmale von Pflegeeinrichtungen mit Rekrutierungserfahrung

Pflegeeinrichtungen, welche bereits Erfahrungen in der Rekrutierung von Pflegefachkräften aus dem Ausland gesammelt haben, unterscheiden sich teilweise signifikant von denen, die bisher noch nicht ihr Personal aus dem Ausland rekrutiert haben. Unter den Pflegeeinrichtungen mit Rekrutierungserfahrung ist der Anteil der Pflegeheime deutlich höher, als der der ambulanten Pflegedienste (siehe 4.2). Ähnliche Tendenzen hinsichtlich der Art der Pflegeinrichtung und der Rekrutierungserfahrung können auch in der Studie der Bertelsmann-Stiftung festgestellt werden. Demnach versuchten lediglich 10% der ambulanten Pflegedienste innerhalb der letzten drei Jahre Pflegefachkräfte aus dem Ausland zu gewinnen. Im Vergleich lag die Rekrutierungserfahrung in der stationären Altenpflege bei 20% (Bonin et al., 2015). Wie bereits beschrieben, können die unterschiedlichen Anteilswerte aus der Selektion der Stichprobe resultieren. Eine Begründung für den höheren Anteil der Pflegeheime mit Rekrutierungserfahrung, könnte in der geringeren Mitarbeiteranzahl von ambulanten Pflegediensten liegen, da diese eher zu den Kleinunternehmen zählen und dementsprechend über ein weniger professionelles Personalmanagement verfügen. Sonach liegt, nach eigenen Erhebungen, die Anzahl der beschäftigten Pflegekräfte (Angabe in Vollzeitäquivalenten) in ambulanten Pflegediensten im Mittel bei $\bar{x}$=31,40 und in Pflegeheimen bei $\bar{x}$=52,13. Werden die Daten der Pflegestatistik 2013 herangezogen, werden in 12.745 ambulanten Pflegediensten 213.000 Vollzeitäquivalente beschäftigt und in den deutschlandweiten 13.030 Pflegeheimen sind 491.000 Mitarbeiter, nach einer Umrechnung in Vollzeitäquivalenten, tätig. Hierzu zählen jedoch nicht nur Pflegekräfte sondern das gesamte Personal (Statistisches Bundesamt, 2015). Nach eigenen Berechnungen werden in ambulanten Pflegediensten durchschnittlich 16,71 und in Pflegeheimen 37,68 Vollzeitäquivalente beschäftigt. Ein Grund für die Abweichungen der durchschnittlichen Mitarbeiterzahlen kann darin bestehen, dass bei der Angabe der Anzahl der Pflegekräfte keine Umrechnung in Vollzeitkräften erfolgte oder die Daten von Betreibern mehrerer ambulanter Pflegedienste bzw. Pflegeheime zusammengefasst angegeben wurden. Dementsprechend können die vorliegenden Ergebnisse der logistischen Regressionsanalyse über den Zusammenhang der Rekrutierungserfahrung und der Anzahl der Pflegekräfte (siehe Kapitel 4.5) als nicht verlässlich angesehen werden. Jedoch bestätigen die Daten der Bertelsmann-Studie die Annahme, dass vermehrt größere Betriebe im Ausland rekrutieren. Demzufolge ist die Mitarbeiteranzahl der Pflegebetriebe mit Rekrutierungserfahrung im Mittel doppelt so hoch, wie die durchschnittliche Anzahl der Mitarbeiter aller Pflegebetriebe in Deutschland (Bonin et al., 2015).

Unter den meistgenannten Gründen, weshalb eine Pflegeeinrichtung bisher nicht im Ausland ihr Personal rekrutiert hat, werden u.a. Schwierigkeiten in der sprachlichen Verständigung (67,54%) sowie bei der Anerkennung der ausländischen Berufsqualifikation (52,19%) und bürokratische Hindernisse (45,61%) angegeben. Hinzu kommen Unsicherheiten bezüglich der Rekrutierungswege (49,56%) und rechtliche Unsicherheiten (48,25%). Diese Argumente werden insbesondere von Klein- und Mittelständigen Unternehmen, nach Angaben der OECD-Studie (2013), gegen eine Auslandsrekrutierung angeführt. Demgemäß sehen diese die Auslandsrekrutierung als komplex sowie unzugänglich an. Insbesondere mangelnde Sprachkenntnisse der Bewerber sowie die Abwicklung von Formalitäten stellen hierbei Begründungen dar, nicht im Ausland zu rekrutieren.

Ebenso können Unterschiede hinsichtlich der Art der Trägerschaft und der Rekrutierungserfahrung festgestellt werden. Die Chance, dass Pflegeeinrichtungen in freigemeinnütziger Trägerschaft Pflegefachkräfte aus dem Ausland rekrutieren, ist lediglich 0,46-mal so hoch, als die Chance der Pflegeeinrichtungen in privater Trägerschaft. Für Pflegeeinrichtungen in öffentlicher Trägerschaft ist die Chance, Pflegefachkräfte aus dem Ausland zu rekrutieren, 0,23-mal so hoch, als die Chance der Pflegeeinrichtungen in privater Trägerschaft. Dementsprechend ist die Chance von Pflegeeinrichtungen in freigemeinnütziger sowie öffentlicher Trägerschaft geringer, Pflegefachkräfte aus dem Ausland zu rekrutieren, als die Chance von Pflegeeinrichtungen in privater Trägerschaft. Zu dieser Einschätzung gelangen auch Bonin et al. (2015) in der Studie der Bertelsmann-Stiftung. Anhand deren Auswertung der Ergebnisse kann festgestellt werden, dass Pflegeeinrichtungen in privater Trägerschaft überdurchschnittlich häufig, innerhalb der letzten drei Jahre, Rekrutierungsversuche im Ausland unternommen haben. Als Vermutungen für den beschriebenen Unterschied, werden das professionellere Personalmanagement sowie der zunehmende Kostendruck in Pflegeeinrichtungen in privater Trägerschaft benannt.

Ein weiterer Unterschied hinsichtlich der Rekrutierungserfahrung kann zwischen den Bundesländern, getrennt nach West- und Ostdeutschland, herausgestellt werden. Demzufolge ist die Chance für Pflegeeinrichtungen aus den ostdeutschen Bundesländern 0,35-mal so hoch Pflegefachkräfte aus dem Ausland zu rekrutieren (und dementsprechend geringer), als die Chance der Pflegeeinrichtungen aus Westdeutschland. Zu diesem Ergebnis gelangen auch Merda et al. (2014), welche als Berechnungsgrundlage für die Verteilung von ausländischen Pflegekräften in Deutschland, Sonderauswertungen der Beschäftigungsstatistiken der Bundesagentur für Arbeit aus dem Jahr 2013 verwendeten. Demnach befinden sich die meisten sozialversicherungspflichtig-beschäftigten Pflegekräfte mit einer nichtdeutschen Staatsangehörigkeit in den westdeutschen Bundesländern Hessen (9,9%), Baden-Württemberg (8,5%), Bayern (8,3%) sowie Hamburg (7,9%). Hingegen sind in allen ostdeutschen Bundesländern, mit jeweils einem Anteil von unter einem Prozent, weniger Pflegekräfte aus dem Ausland vertreten. Dieses Ergebnis kann ebenfalls durch die Daten aus der Studie der Bertelsmann-Stiftung gestützt werden. Bonin et al. (2015) zeigen in der Studie auf, dass insbesondere Pflegeeinrichtungen aus Bayern und Baden-Württemberg in den letzten drei Jahren Rekrutierungsversuche gestartet haben. Die Pflegeeinrichtungen in den genannten Bundesländern rekrutierten überdurchschnittlich häufig Pflegefachkräfte aus dem Ausland. Im Vergleich liegt der Anteil der Pflegeeinrichtungen in den ostdeutschen Bundesländern mit Rekrutierungserfahrung weit unter dem Durchschnitt. Es kann angenommen werden, dass die beschriebenen Unterschiede an der ungleichen Arbeitsmarktsituation in Ost- und Westdeutschland für Pflegeberufe liegen. Dementsprechend ist, nach den Berechnungen der Bundesagentur für Arbeit (2013), in allen westlichen Bundesländern für die Berufe der Gesundheits-und Krankenpflege ein Fachkräftemangel zu verzeichnen, während in den neuen Bundesländern sowie im Saarland lediglich Anzeichen für einen Fachkräftemangel bzw. keine Engpässe vorliegen (siehe Kapitel 2.2.5.1). Wie bereits beschrieben, werden in den neuen Bundesländern weniger ausländische Pflegekräfte beschäftigt, als in den alten Bundesländern (Merda et al., 2014), welches zu Vorbehalten und Unsicherheiten gegenüber ausländischem Personal führen könnte.

5.1.3 Zufriedenheit über die Auslandsrekrutierung

Mit dem Rekrutierungsprozess von Pflegefachkräften aus dem Ausland ist die Mehrheit der befragten Pflegeeinrichtungen (68,52%) nur zum Teil bzw. eher oder überhaupt nicht zufrieden. Entsprechend geben 29,63% der Befragten an, dass diese mit der Rekrutierung eher bzw. sehr zufrieden sind. Ob eine Pflegeeinrichtung eher zufrieden bzw. unzufrieden mit der Rekrutierung ist, hängt mit dem Auftreten von Schwierigkeiten während der Rekrutierung zusammen. Dies konnte anhand des Mann-Whitney U Tests überprüft werden, dessen Durchführung zu einem signifikanten Ergebnis führte (siehe Kapitel 4.2). Demensprechend sind Pflegeeinrichtungen, welche während des Rekrutierungsprozesses mit Schwierigkeiten konfrontiert waren, mit der Rekrutierung eher weniger bzw.

überhaupt nicht zufrieden, als Pflegeeinrichtungen ohne auftretende Hindernisse während des Rekrutierungsprozesses.

Welche Hürden Pflegeeinrichtungen während einer Rekrutierung zu überwinden hatten, unterscheidet sich danach, ob Pflegefachkräfte aus einem Land der EU oder aus einem Land außerhalb der EU (Drittstaat) rekrutiert werden sollten. Am häufigsten wurden, bei Rekrutierungen innerhalb der EU, Schwierigkeiten in der sprachlichen Verständigung benannt (73,11%). Ebenfalls werden Hindernisse in der Anerkennung der ausländischen Berufsqualifikation von 70,59%, einem Großteil der Befragten angegeben. Dieser Prozentanteil erscheint sehr hoch, da Berufsabschlüsse, die in einem Land der Europäischen Union, des Europäischen Wirtschaftsraums bzw. in der Schweiz ausgestellt wurden, ohne eine individuelle Gleichwertigkeitsprüfung, automatisch anerkannt werden (siehe Kapitel 2.3.2.3). Zur Erlangung der Berufserlaubnis als z.B. Gesundheits-und Krankenpfleger müssen die Antragsteller jedoch auch über die erforderlichen Sprachkenntnisse zur Ausübung der Tätigkeit verfügen. Die Sprachanforderungen können je nach Bundesland variieren. Jedoch wird meist das Niveau B2 des Gemeinsamen Europäischen Referenzrahmens gefordert. Grundsätzlich gilt, dass die Überprüfung der Gleichwertigkeit der Berufsqualifikation nicht an die Überprüfung der Sprachkenntnisse gebunden sein darf. Jedoch wird die Bearbeitung der Anträge zur Überprüfung der Gleichwertigkeit der Berufsqualifikation sowie zur Erlangung der Berufserlaubnis in den verschiedenen Landesbehörden unterschiedlich gehandhabt, weshalb es, aufgrund unzureichender Sprachkenntnisse, zu Schwierigkeiten kommen kann (Bundesministerium für Bildung und Forschung, 2014). Des Weiteren geben 68,91% der Befragten an, dass bei Rekrutierungen innerhalb der EU bürokratische Hindernisse aufgetreten sind. Diese können, wie bereits beschrieben, u.a. aus der unterschiedlichen Herangehensweise der Bearbeitung von Anträgen der Landesbehörden resultieren. Der zeitliche (57,98%) sowie der finanzielle Aufwand (51,26%) stellen für etwas mehr als die Hälfte der Pflegeeinrichtungen, weitere Barrieren dar. Auffällig ist, dass 25,21% der Befragten, trotz der Arbeitnehmerfreizügigkeit in der EU (siehe Kapitel 2.3.2.1), die Erteilung der Zuwanderungserlaubnis als Schwierigkeit anmerken. Eine Erklärung kann darin bestehen, dass bestimmte Länder wie Rumänien, Bulgarien und Kroatien bereits Mitglieder der EU waren, jedoch, aufgrund von Übergangsregelungen, erst später die Arbeitnehmerfreizügigkeit eintrat (siehe Kapitel 2.3.2.1) und es dementsprechend zu Hürden in der Erteilung der Zuwanderungserlaubnis kommen konnte.

Werden die Schwierigkeiten, die bei Rekrutierungen in EU-Ländern im Vergleich zu Rekrutierungen in Drittstaaten auftreten, betrachtet, dann fällt auf, dass der Bereich der Bürokratie (Drittstaat: 84,29%; EU: 68,91%) und die Anerkennung der beruflichen Qualifikation (Drittstaat: 84,29%; EU: 70,59%), jedoch insbesondere die Erteilung der Zuwanderungserlaubnis (Drittstaat: 64,29%; EU: 25,21%), weitaus vermehrt als Hindernis ausgewählt werden. Dies ist weniger verwunderlich, da in den genannten Bereichen mehr rechtliche Anforderungen erfüllt werden müssen und dementsprechend ein größerer (bürokratischer) Aufwand nötig ist (siehe Kapitel 2.3.2.2 und Kapitel 2.3.2.3). Folglich treten bei Rekrutierungen in Drittstaaten vermehrt rechtliche Unsicherheiten auf, als dies bei Rekrutierungen innerhalb der EU der Fall ist (Drittstaat: 61,43%; EU: 46,22%). Schwierigkeiten hinsichtlich der sprachlichen Verständigung, stellen bei Rekrutierungen in Drittstaaten, gegenüber der EU, weniger häufig ein Problem dar (Drittstaat: 60,0%; EU: 73,11%). Der zeitliche (Drittstaat: 58,57%; EU: 57,98%), wie auch der finanzielle Aufwand (Drittstaat: 48,57%; EU: 51,26%) scheinen für Rekrutierungen in Drittstaaten und in der EU in etwa gleich hoch zu sein.

In der Studie der Bertelsmann-Stiftung wurden ebenfalls Schwierigkeiten während eines Rekrutierungsprozesses, getrennt nach Rekrutierungen in der EU und zusätzlich in Drittstaaten, abgefragt. Bei Rekrutierungen in der EU konnten in den meisten Bereichen ähnliche Ergebnisse wie in der vorliegenden Studie (Abweichungen von unter 10,0%) erzielt werden. Dazu zählen die sprachliche Verständigung, Bürokratie, rechtliche Unsicherheiten, finanzieller Aufwand sowie Erteilung der Zuwanderungserlaubnis. Größere Differenzen bestehen, bei Rekrutierungen innerhalb der EU, in dem zeitlichen Aufwand (Bertelsmann-Studie: 74,1%; vorliegende Studie: 57,98%) sowie insbesondere in der Anerkennung der beruflichen Qualifikation (Bertelsmann-Studie: 37,7%; vorliegende Studie: 70,59%). Hinsichtlich der auftretenden Schwierigkeiten bei Rekrutierungen in Drittstaaten, können ebenfalls größere Abweichungen zwischen den beiden Studien in den Kategorien „zeitlicher Aufwand" sowie „Anerkennung der beruflichen Qualifikation" festgestellt werden. Der Bereich des zeitlichen Aufwandes wurde von den Befragten der Bertelsmann-Studie von 71,5% als Schwierigkeit benannt, welches eine Steigerung um 12,93% hinsichtlich der Daten der vorliegenden Studie (58,57%) darstellt. Die Anerkennung der beruflichen Qualifikation wurde in der Bertelsmann-Studie von 66,5% der Befragten als Hindernis gekennzeichnet. Im Vergleich lag der Anteil der genannten Kategorie in der vorliegenden Studie bei 84,29% (Bonin et al., 2015).

Um zu überprüfen, ob das Auftreten von Schwierigkeiten im Allgemeinen bzw. die verschiedene Arten von Hürden in einem zeitlichen Zusammenhang mit der letzten Rekrutierung stehen, wurden Fisher's exact tests durchgeführt (siehe Kapitel 4.2). Anhand dieser Tests sollte ermittelt werden, ob Schwierigkeiten während des Rekrutierungsprozesses im Laufe der Zeit eher gesteigert bzw. vermindert auftraten. Da in keinem der genannten statistischen Tests signifikante Ergebnisse erzielt werden konnten, kann davon ausgegangen werden, dass sowohl Schwierigkeiten im Allgemeinen bzw. spezifische Hürden während des Rekrutierungsprozesses gleichbleibend über die letzten Jahre vorgekommen sind.

5.1.4 Zufriedenheit über die Beschäftigung von ausländischem Pflegefachpersonal

Während, wie im vorherigen Abschnitt bereits beschrieben, ein Großteil der Befragten den Rekrutierungsprozess als eher wenig zufriedenstellend bewertet, scheint sich der Aufwand einer Rekrutierung von Pflegefachkräften aus dem Ausland für deutsche Pflegeeinrichtungen dennoch zu lohnen. Denn die Hälfte der befragten Pflegeeinrichtungen (50,0%) gibt an, mit den beschäftigten Pflegefachkräften aus dem Ausland zufrieden bzw. sogar sehr zufrieden zu sein. Weitere 36,11% sind teilweise mit ihren rekrutierten Fachkräften aus dem Ausland zufrieden. Lediglich 11,12% sind hierbei anderer Meinung und sind weniger bzw. überhaupt nicht zufrieden mit den ausländischen Pflegefachkräften.

Werden hierbei die Kompetenzen der internationalen Pflegefachkräfte, als mögliche Einflussfaktoren für die Bewertung der Zufriedenheit der beschäftigten Fachkräfte, genauer betrachtet, dann fällt auf, dass sich die internationalen Pflegefachkräfte insbesondere durch ihre höhere Leistungsbereitschaft und Motivation, im Vergleich zu den deutschen Kollegen, auszeichnen (62,04% beurteilen die Kompetenz in der genannten Kategorie als „etwas bzw. deutlich besser"). Eine mögliche Erklärung kann darin bestehen, dass Pflegefachkräfte ihr gewohntes Umfeld aufgeben, Familie und Freunde in ihrem Heimatland zurücklassen, um in Deutschland u.a. die Chance auf eine bessere Karrieremöglichkeit und eine höhere Bezahlung zu ergreifen (Stewart et al., 2007). Des Weiteren wird die Sozialkompetenz (57,41%) sowie das Fachwissen (38,89%) der ausländischem sowie der deutschen Pflegefachkräfte von einem Großteil der befragten Pflegeeinrichtungen als übereinstimmend eingeschätzt. Nur die praktischen Erfahrungen der internationalen Pflegefachkräfte werden, im Vergleich zu den deutschen Fachkräften, als eher schlechter bewertet (56,48% beurteilen die Kompetenz in der genannten Kategorie als „etwas bzw. deutlich schlechter"). Dies kann vermutlich darin begründet werden, dass die Pflegeausbildung in den meisten Ländern der EU an Hochschulen durchgeführt wird und somit entsprechend weniger praktische Inhalte vermittelt werden (Behrendt, 2008). Ähnliche Ergebnisse, hinsichtlich der Kompetenzen von internationalen im Vergleich zu deutschen Pflegefachkräften, konnten auch in der Studie der Bertelsmann-Stiftung erzielt werden. Demzufolge wird die Einsatzbereitschaft der ausländischen im Vergleich zu den deutschen Fachkräften von 48% als besser eingeschätzt. Die Sozialkompetenz (68%) sowie das Fachwissen (56%) werden von der Mehrheit als gleichgut bewertet. Ebenso schätzt die Mehrzahl der Befragten (53%) die Praxiserfahrung von Pflegefachkräften aus dem Ausland schlechter ein, als die der deutschen Fachkräfte.

Werden die unterschiedlichen Zusatznutzen sowie die entstehenden Probleme durch die Beschäftigung von Pflegefachkräften aus dem Ausland näher betrachtet, dann fällt auf, dass eher wenige Pflegeeinrichtungen von weiteren Vorteilen, neben der Bekämpfung des Fachkräftemangels, durch eine Auslandsrekrutierung profitieren, sich die Probleme jedoch auch im Allgemeinen eher in Grenzen halten.

Hinsichtlich der erzielbaren zusätzlichen Vorteile einer Auslandsrekrutierung kann festgestellt werden, dass in allen genannten Kategorien jeweils über die Hälfte der Pflegeeinrichtungen entweder gar keinen oder nur teilweise einen Zusatznutzen erzielen kann. Zusätzlich anzumerken ist hierbei, dass Pflegefachkräfte aus dem Ausland vermutlich primär für den Zweck der Stellenbesetzung und der damit verbundenen Abwendung des Fachkräftemangels nach Deutschland rekrutiert wurden.

Wie bereits oben beschrieben, entstehen durch die Beschäftigung von ausländischen Pflegekräften, in den meisten genannten Bereichen, eher weniger Probleme. Dazu zählen die Bereiche „Verständnis von Hierarchien", „Zeitliches Arbeitstempo", „Nonverbale Kommunikation: Distanzzone und Körperkontakt" und „Umgang mit Fehlern". Dies kann auch darin begründet sein, dass die rekrutierten Pflegefachkräfte in der vorliegenden Studie eher nicht aus asiatischen Ländern stammen. Denn beispielsweise haben Asiaten ein abweichendes Verständnis von Hierarchien, welche in diesen Ländern stärker ausgeprägt ist. Des Weiteren sind Distanzzonen im Ausland häufig kleiner, ein Körperkontakt wird vermehrt gesucht, als dies in Deutschland üblich ist. In dem Bereich des „Direkten bzw. indirekten Kommunikationsstils" fallen etwas häufiger Probleme an, welches vermutlich daran liegen kann, dass beispielsweise Pflegefachkräfte aus Osteuropa die direkte Art deutscher Kollegen anfangs (noch) nicht gewohnt sind (Merda et al., 2014). Abschließend sollen die Bereiche näher betrachtet werden, in denen am häufigsten Probleme entstehen. Dazu zählt u.a. die Erwartungshaltung der ausländischen Pflegefachkräfte an ihre Tätigkeit, welche 49,07% der Pflegeeinrichtungen als Schwierigkeit betrachten. Nach der Studie der Bertelsmann-Stiftung decken sich die Arbeitsinhalte von ausländischen Pflegefachkräften, welche insbesondere in der Altenpflege beschäftigt waren, häufig nicht mit den Erwartungen an die Tätigkeit. Dies führte vermehrt dazu, dass die rekrutierten Pflegefachkräfte ihre Tätigkeit in der Einrichtung frühzeitig beendeten und entweder in ihr Herkunftsland zurückgekehrt sind oder sich für eine herausfordernde Tätigkeit in einem deutschen Krankenhaus entschieden haben (Bonin et al., 2015). Als Grund hierfür kann, wie bereits in diesem Abschnitt erwähnt, die oft höherwertige akademische Ausbildung zur Pflegefachkraft in vielen Ländern der EU angeführt werden (Behrendt, 2008). Die meisten Schwierigkeiten entstehen jedoch im Bereich der sprachlichen Verständigung. Insgesamt geben 66,66% der Pflegeeinrichtungen an, dass infolgedessen bereits Probleme aufgetreten sind. In der Studie von Merda et al. (2014) werden unzureichende Kenntnisse in Deutsch ebenfalls als größte Hürde benannt. Besonders die mündliche stellt gegenüber der schriftlichen Kommunikation eine Herausforderung dar. Weiterhin werden über große Wissenslücken im Bereich des Fachvokabulars berichtet.

Um die rekrutierten Pflegefachkräfte in diversen Bereichen zu Beginn ihrer Tätigkeit zu unterstützen und das Aufkommen von Problemen möglichst zu vermeiden, bietet die Mehrheit der Pflegeeinrichtungen (86,11%) Integrationsmaßnahmen an. Die neu ankommenden Mitarbeiter werden insbesondere bei der Verbesserung der Deutschkenntnisse (95,70%) sowie bei der Wohnraumsuche (94,62%) unterstützt. Aber auch die Unterstützung bei Behördengängen und Formalitäten (92,47%) sowie fachliche Fort- und Weiterbildungen (88,17%) stellen häufig angebotene Integrationsmaßnahmen dar. Da sprachliche Verständigungsschwierigkeiten der ausländischen Pflegefachkräfte das meist genannte Problem darstellt, ist die Maßnahme zur Förderung der sprachlichen Qualifikation von besonders hoher Bedeutung. Inwiefern durch angebotene Sprachkurse nachhaltige Erfolge erzielt werden konnten, ist anhand der Datengrundlage nicht ersichtlich.

Ob Pflegeeinrichtungen, welche Integrationsmaßnahmen für ihre neuen Mitarbeiter anbieten, insgesamt zufriedener mit den Pflegefachkräften aus dem Ausland sind, wurde anhand eines Mann-Whitney-U Tests überprüft (siehe Kapitel 4.3). Hierbei konnte kein signifikantes Ergebnis ermittelt werden, welches bedeutet, dass die Gesamtzufriedenheit nicht in einem Zusammenhang mit angebotenen Integrationsmaßnahmen steht.

5.2 Stärken und Limitationen

Inwiefern die Ergebnisse der vorliegenden Studie als relevant betrachtet werden können, soll anhand der Darstellung von Stärken und Limitationen der angewandten Methoden erörtert werden.

Eine Limitation der Studie ergibt sich aus der Auswahl der Stichprobe. Zur Auswahl von Kontaktdaten von Pflegeeinrichtungen wurde zunächst systematisch jeder vierte Verwaltungssitz der Landkreise und jede vierte kreisfreie Stadt der sechzehn Bundesländer sowie, falls noch nicht enthalten, die jeweilige Hauptstadt ausgewählt (siehe Kapitel 3.3). Anschließend sollte, anhand der Daten des AOK-Pflegenavigators, für die verschiedenen Versorgungsarten, ein repräsentativer Bestand von E-Mailadressen von Pflegeheimen und ambulanten Pflegediensten, je nach Bundesland, ermittelt werden. Allerdings waren die verfügbaren E-Mailadressen in den Bundesländern sehr unterschiedlich existent, was dazu führte, dass eine repräsentative Auswahl der Stichprobe nicht erfolgen konnte.

Hinzu kommt die Selbstselektion der Stichprobe als weitere Limitation. Es ist davon auszugehen, dass ein Großteil der Studienteilnehmer aus besonderem persönlichem Interesse an dem Thema, sich dazu entschied, an der Studie teilzunehmen. Diese Personengruppe verfügt vermutlich bereits über eine Rekrutierungserfahrung bzw. plant dies in Zukunft. Aus diesem Grund sind die vorliegenden Ergebnisse nicht als repräsentativ anzusehen, sondern als eher richtungsweisend.

Zu den Stärken der vorliegenden Studie zählt zunächst die Art der Datenerhebung anhand eines Online-Fragebogens. Neben den allgemeinen Vorteilen einer Online-Erhebung wie u.a. eine schnelle Verfügbarkeit der Daten, die Option der Programmierbarkeit der Befragung je Studienteilnehmer sowie eine geringe Kostenintensität (Diekmann, 2010), kann insbesondere der Aspekt der Anonymität als Stärke hervorgehoben werden. Dadurch kann angenommen werden, dass die Ergebnisse der Studie weitgehend auf ehrlichen Antworten beruhen und somit Intervieweinflüsse und soziale Erwünschtheit zu einem großen Anteil vermieden werden.

Als weiterer positiver Aspekt dieser Studie, ist die Größe des Stichprobenumfangs von 571 Studienteilnehmern und der damit verbundenen Höhe der Rücklaufquote zu nennen. Allgemein liegt diese bei schriftlichen sowie Online-Befragungen zwischen 10% und 20% (Marketing-Lexikon, 2015). Da die Rücklaufquote sich in der vorliegenden Studie auf 15,45% beläuft, kann diese als zufriedenstellend angesehen werden.

Abschließend kann das Studiendesign der Querschnittsstudie, d.h. eine Erhebung der Daten zu einem bestimmten Zeitpunkt bzw. innerhalb einer kurzen Zeitspanne (Diekmann, 2010), als positiv angesehen werden. Die Fragestellungen der vorliegenden Masterarbeit, können anhand von Querschnittdaten ausreichend beantwortet werden. Demzufolge wurde das genannte Studiendesign ausreichend und angemessen gewählt.

6.   Schlussfolgerung

Der derzeitige Fachkräftemangel in der Pflege, wie in Kapitel 2.2 beschrieben, erfordert geeignete Gegenmaßnahmen, um ein weiteres Fortschreiten des Fachkräfteengpasses in Zukunft zu verhindern bzw. diesem entgegenzuwirken. In der vorliegenden Masterarbeit wurde die Strategie der Fachkräfterekrutierung aus dem Ausland genauer betrachtet und, auf Grundlage einer quantitativen Befragung von deutschen Pflegeeinrichtungen, Chancen und Herausforderungen dieser Maßnahme herausgearbeitet. Zunächst konnte festgestellt werden, dass ein großer Anteil der befragten Pflegeeinrichtungen (43,28%), welcher derzeitig von einem Fachkräftemangel betroffen ist, die Option der Auslandsrekrutierung von Pflegefachpersonal nutzt, um bislang unbesetzte Stellen besetzen zu können. Die Hälfte der Pflegeeinrichtungen (50,0%), die sich für die genannte Maßnahme entschieden haben, ist zufrieden bzw. sehr zufrieden mit den rekrutierten Pflegefachkräften. Diese zeichnen sich insbesondere durch ihre höhere Leistungsbereitschaft und Motivation gegenüber ihren deutschen Kollegen aus. Bis internationale Pflegekräfte jedoch erfolgreich in einem Betrieb beschäftigt werden können, müssen zahlreiche Hürden gemeistert werden. Hierfür können besonders sprachliche Verständigungsprobleme sowie der Anerkennungsprozess der ausländischen Berufsqualifikation und einhergehende bürokratische Hindernisse angeführt werden. Dementsprechend fällt die Zufriedenheit der Pflegeeinrichtungen über den Rekrutierungsprozess meist gering aus. Lediglich 29,63% geben an, zufrieden bzw. sehr zufrieden mit der Rekrutierung zu sein. Aus diesem Grund ist es erforderlich, anfallende Hürden, welche mit dem Rekrutierungsprozess in Verbindung stehen, zu senken. Eine entscheidende Maßnahme stellt eine Vereinheitlichung der Bearbeitung von Anträgen zur Anerkennung der beruflichen Qualifikation in den verschiedenen Landesbehörden dar. Ein weiterer wichtiger Ansatz kann in der staatlichen Förderung von Integrationsmaßnahmen für ausländische Pflegekräfte, insbesondere von Deutschkursen, bestehen, um vor allem kleinere Pflegeeinrichtungen (finanziell) zu entlasten und eine zügigere Erlangung der Berufserlaubnis zu erreichen.

Welche Maßnahmen der Integration für Pflegefachkräfte aus dem Ausland von besonderer Bedeutung sind und in welcher Form eine Förderung erfolgen könnte, sollte in weiteren Studien überprüft werden.

Ein weiterer Forschungsansatz könnte darin bestehen, Möglichkeiten der Hilfestellung der Auslandsrekrutierung für meist kleinere, ambulanten Pflegedienste herauszuarbeiten, da diese im Vergleich zu Pflegeheimen, die Option der Auslandrekrutierung von Pflegefachpersonal weniger häufig nutzen.

Allgemein kann über die Nachhaltigkeit der Auslandsrekrutierung von Fachpersonal keine Aussage getroffen werden. Inwiefern dies eine langfristige Lösungsmöglichkeit gegen den Pflegefachkräftemangel darstellt, sollte in weiteren Studien überprüft werden.

Zusammenfassend kann gefolgert werden, dass die Rekrutierung von Pflegefachkräften aus dem Ausland, zu diesem Zeitpunkt, für deutsche Pflegeeinrichtungen eine bedeutende Strategie darstellt, um zumindest kurzfristig dem Fachkräfteengpass in der Pflege entgegenzuwirken. Aufgrund der Brisanz und Komplexität der gegenwärtigen Fachkräftesituation im Pflegesektor liegt es jedoch nahe, mehrere Lösungsansätze simultan zu verfolgen.

Literaturverzeichnis

3sat. (2015). Altenpflege in Not: 50.000 Pflegekräfte fehlen in Deutschland. 3sat. http://www.3sat.de/page/?source=/nano/medizin/152506/index.html.
Stand 04.08.2015

Behrendt. (2008). Analyse, Vergleich und Perspektiven zur Pflegeausbildung in den europäischen Ländern. Göttingen: Cuvillier Verlag Göttingen

Bitkom Research GmbH. (2014). Unternehmen verstärken die Suche
nach Fachkräften im Ausland. Bitkom Research GmbH. http://www.bitkom-
research.de/Migrationsstudie-II. Stand 26.09.2015

Bonin, H., Braeseke, G., Ganserer, A. (2015). Internationale Fachkräfterekrutierung in der deutschen Pflegebranche. Chancen und Hemmnisse aus
Sicht der Einrichtungen. Bertelsmann-Stiftung. https://www.bertelsmann-
stif-
tung.de/fileadmin/files/Projekte/28_Einwanderung_und_Vielfalt/Studie_IB_Internat
ionale_Fachkraefterekrutierung_in_der_deutschen_Pflegebranche_2015.pdf.
Stand 23.09.2015

Borchart, D., Galatsch, M., Dichter, M., Schmidt, S. G., Hasselhorn,
H. M. (2011). Gründe von Pflegenden ihre Einrichtung zu verlassen- Ergebnisse
der europäischen NEXT-Studie. Bergische Universität Wuppertal. www.next.uni-
wuppertal.de/download.php?f=d15ebb922cbacf5ba23abd9778dc0a60&target=0.
Stand 22.06.2015

Bruce, N., Pope, D., Stanistreet, D. (2008). Quantitative Methods for
Health Research. Chichester: John Wiley and Sons Verlag

Bundesagentur für Arbeit. (2013). Der Arbeitsmarkt in Deutschland-
Fachkräfteengpassanalyse Juni 2013. Bundesagentur für Arbeit.
http://statistik.arbeitsagentur.de/Statischer-
Content/Arbeitsmarktberichte/Fachkraeftebedarf-Stellen/Fachkraefte/BA-FK-
Engpassanalyse-2013-06.pdf. Stand 22.06.2015

Bundesagentur für Arbeit. (2014a). Zentrale Auslands- und Fachvermittlung (ZAV) – Wer wir sind. Was wir machen. Bundesagentur für Arbeit.
http://www.arbeitsagentur.de/web/content/DE/service/Ueberuns/WeitereDienststel
len/ZentraleAuslandsundFachvermittlung/Ueberuns/index.htm. Stand 20.05.2015

Bundesagentur für Arbeit. (2014b). Ausländische Pflegekräfte für den
deutschen Arbeitsmarkt. Wie die ZAV Ihnen bei der Suche und Einstellung helfen
kann. Bundesagentur für Arbeit.
http://www.arbeitsagentur.de/web/wcm/idc/groups/public/documents/webdatei/md
aw/mjqw/~edisp/l6019022dstbai685070.pdf. Stand 20.05.2015

Bundesagentur für Arbeit. (2014c). Ausländische Pflegekräfte im Fokus der Arbeitsvermittlung.
https://www.arbeitsagentur.de/web/content/DE/service/Ueberuns/WeitereDienstst
el-
len/ZentraleAuslandsundFachvermittlung/Presse/Detail/index.htm?dfContentId=L
6019022DSTBAI684177. Stand 05.10.2015

Bundesinstitut für Berufsbildung. (o.J.). Informationen zum Verfahren. Bundesministerium für Bildung und Forschung. http://www.anerkennung-in-deutschland.de/tools/berater/de/berater/result. Stand 19.05.2015

Bundesinstitut für Berufsbildung. (2014). Einreise und Aufenthalt von Staatsangehörigen aus Drittstaaten. Bundesministerium für Bildung und Forschung. http://www.anerkennung-in-deutschland.de/html/de/drittstaaten.php. Stand 18.05.2015

Bundesministerium der Finanzen. (2015). Lage des Euroraums: Länderanalyse Spanien. Bundesministerium der Finanzen.
http://www.bundesfinanzministerium.de/Content/DE/Standardartikel/Themen/Euro
pa/Stabilisierung_des_Euro/Zahlen_und_Fakten/lage-des-euroraums-
laenderanalyse-spanien.html#doc336518bodyText2. Stand 25.09.2015

Bundesministerium des Innern. (2011). Demografiebericht. Bericht der Bundesregierung zur demografischen Lage und künftigen Entwicklung des Landes. Bundesministerium des Innern.
http://www.bmi.bund.de/SharedDocs/Downloads/DE/Broschueren/2012/demografi
ebericht.pdf?__blob=publicationFile. Stand 23.07.2015

Bundesministerium für Bildung und Forschung. (2014). Bericht zum Anerkennungsgesetz 2014. Bundesministerium für Bildung und Forschung. http://www.bmbf.de/pub/bericht_anerkennungsgesetz_2014.pdf. Stand 26.09.2015

Bundesministerium für Gesundheit. (2014a). Pflegekräfte. Pflegefachkräftemangel. Bundesministerium für Gesundheit.
http://www.bmg.bund.de/themen/pflege/pflegekraefte/pflegefachkraeftemangel.ht
ml. Stand 04.08.2015

Bundesministerium für Gesundheit. (2014b). Stationäre Pflege. Bundesministerium für Gesundheit.
http://www.bmg.bund.de/themen/pflege/leistungen/stationaere-pflege.html. Stand 11.05.2015

Bundesministerium für Gesundheit. (2015a). Eingeschränkte Alltagskompetenz. Bundesministerium für Gesundheit.
http://www.bmg.bund.de/glossarbegriffe/e/eingeschraenkte-
alltagskompetenz.html. Stand 11.05.2015

Bundesministerium für Gesundheit. (2015b). Pflegen zu Hause. Bundesministerium für Gesundheit. http://www.bmg.bund.de/themen/pflege/leistungen/ambulante-pflege/pflegen-zu-hause.html. Stand 11.05.2015

Bundesministerium für Wirtschaft und Energie. (2015). Pilotprojekt „Ausbildung von Arbeitskräften aus Vietnam zu Pflegefachkräften" des Bundesministeriums für Wirtschaft und Energie. Bundesministerium für Wirtschaft und Energie. http://www.bmwi.de/DE/Themen/Wirtschaft/branchenfokus,did=591614.html. Stand 20.05.2015

Bundesregierung. (2015). Volle Freizügigkeit ab 1.Juli. Arbeitsmarkt für Kroatien offen. Bundesregierung. http://www.bundesregierung.de/Content/DE/Artikel/2015/06/2015-06-17-arbeitnehmerfreizuegigkeit-kroatien.html. Stand 26.09.2015

Busse, R. (2015). Welchen Einfluss haben qualitative und quantitative Parameter der Pflege in Akutkrankenhäusern auf Personal- und Patienten-Outcomes? Ergebnisse der RN4Cast-Studie. Technische Universität Berlin. http://www.mig.tu-berlin.de/fileadmin/a38331600/2015.lectures/Hamburg_2015.01.21.rb_RN4Cast-web.pdf. Stand 27.07.2015

Deutscher Berufsverband für Pflegeberufe. (2009). Wie sieht es im Pflegealltag wirklich aus? - Fakten zum Pflegekollaps. Ausgewählte Ergebnisse der DBfK-Meinungsumfrage 2008/09. Deutscher Berufsverband für Pflegeberufe. http://www.dbfk.de/media/docs/download/Allgemein/Wie-sieht-es-im-Pflegealltag-wirklich-aus_2009.pdf. Stand 22.06.2015

Deutscher Bundestag. (2011). Fakten und Positionen der Bundesregierung zum so genannten Fachkräftemangel. Deutscher Bundestag. http://dip21.bundestag.de/dip21/btd/17/047/1704784.pdf. Stand 07.05.2015.

Deutsches Institut für angewandte Pflegeforschung e.V. (2010). Pflege-Thermometer 2009. Eine bundesweite Befragung von Pflegekräften zur Situation der Pflege und Patientenversorgung im Krankenhaus. Deutsches Institut für angewandte Pflegeforschung e.V. http://www.dip.de/fileadmin/data/pdf/material/dip_Pflege-Thermometer_2009.pdf. Stand 23.07.2015

Diekmann, Andreas. (2010). Empirische Sozialforschung. Hamburg: Rowohlt Taschenbuch Verlag.

Fromm, S. (2005). Binäre logistische Regressionsanalyse. Eine Einführung für Sozialwissenschaftler mit SPSS für Windows. In Schulze, G., Akremi, L. (Hrsg.) Bamberger Beiträge zur empirischen Sozialforschung. Bamberg: Otto-Friedrich-Universität Bamberg

Geyer, J., Schulz, E. (2014). Who cares? Die Bedeutung der informellen Pflege durch Erwerbstätige in Deutschland. DIW, 14, 294-301.

Görres, S., Stöver, M., Bomball, J., Adrian,C. (2015). Imagekampagnen für Pflegeberufe auf der Grundlage empirisch gesicherter Daten. Einstellungen von Schüler/innen zur möglichen Ergreifung eines Pflegeberufes. In Zängl, P (Hrsg.) Zukunft der Pflege (S. 147-157). Wiesbaden: Springer Fachmedien

Götz, U. (2014). Pflegenotstand in Deutschland. Am Ende leiden die Patienten. Deutschlandfunk. http://www.deutschlandfunk.de/pflegenotstand-in-deutschland-am-ende-leiden-die-patienten.724.de.html?dram%3Aarticle_id=303633. Stand 04.08.2015

Institut der deutschen Wirtschaft Köln. (o.J.) Kann ich in Deutschland als Pflegekraft arbeiten? Bundesministerium für Wirtschaft und Energie. Bundesministerium für Arbeit und Soziales. Bundesagentur für Arbeit. http://www.make-it-in-germany.com/de/fuer-fachkraefte/deutschland-kennenlernen/i-made-it-erfolgsgeschichten/anca-pflegekraft-rumaenien/in-deutschland-als-pflegekraft-arbeiten. Stand 19.05.2015

International Council of Nurses. (2014). Definition of Nursing. International Council of Nurses. http://www.icn.ch/who-we-are/icn-definition-of-nursing/. Stand 10.05.2015

Marketing-Lexikon. (2015). Rücklaufquote. Marketing-Lexikon. http://www.marketing.ch/Wissen/Marketing-Lexikon/udt_914_param_detail/8719. Stand 28.09.2015

Merda, M., Braeseke, G., Kähler, B. (2014). Arbeitsschutzbezogene Herausforderungen der Beschäftigung ausländischer Pflegekräfte in Deutschland. Berufsgenossenschaft für Gesundheitsdienst und Wohlfahrtspflege. http://www.iegus.eu/downloads/Gesamt_Schlussbericht_IEGUS_Migrationshintergrund_Pflegekraft_Layout_170714.pdf. Stand 17.05.2015

Ministerium für Arbeit, Soziales, Gesundheit, Frauen und Familie. (2015). Grundlegende Informationen zur Arbeitnehmerfreizügigkeit. Ministerium für Arbeit, Soziales, Gesundheit, Frauen und Familie. http://www.masgf.brandenburg.de/sixcms/detail.php/bb1.c.238810.de. Stand 18.05.2015

OECD. (2013). Zuwanderung ausländischer Arbeitskräfte: Deutschland (German version). OECD Publishing. http://dx.doi.org/10.1787/9789264191747-de

Pfeiffer, I., Kaiser, S. (2009). Auswirkungen von demographischen Entwicklungen auf die berufliche Ausbildung. Bundesministerium für Bildung und Forschung. http://www.bmbf.de/pub/auswirkungen_demografische_entwicklung_berufliche_ausbildung.pdf. Stand 23.07.2015

Pflegeverantwortung. (o.J.). Pflegestufe Null eingeschränkte Alltagskompetenz. Pflegeverantwortung.
http://www.pflegeverantwortung.de/pflegestufen-eins-zwei-drei/pflegestufe-
null.html. Stand 21.07.2015

Price Waterhouse Coopers. (2010). Fachkräftemangel. Stationärer
und ambulanter Bereich bis zum Jahr 2030. Price Waterhouse Coopers.
http://www.pwc.de/de/gesundheitswesen-und-
pharma/assets/fachkraeftemangel.pdf. Stand 08.05.2015

Privatinstitut für Transparenz im Gesundheitswesen GmbH. (2011).
Pflegestudie 2011. Privatinstitut für Transparenz im Gesundheitswesen.
http://www.deutsches-seniorenportal.de/docs/Pflegestudie_2011.pdf. Stand
15.05.2015

Rothgang, H., Müller, R., Unger, R. (2012). Themenreport „Pflege
2013". Was ist zu erwarten - was ist zu tun? Bertelsmann Stiftung.
https://faktencheck-
gesund-
heit.de/fileadmin/daten_fcg/Dokumente/Report_Pflege_FINAL_131107.pdf. Stand
21.06.2015

**Sekretariat der Ständigen Konferenz der Kultusminister der Länder
in der Bundesrepublik Deutschland. (2013).** Statistische Veröffentlichungen der
Kultusministerkonferenz. Vorausberechnung der Schüler- und Absolventenzahlen
2012 bis 2025. Sekretariat der Ständigen Konferenz der Kultusminister der Länder in der Bundesrepublik Deutschland.
http://www.kmk.org/fileadmin/pdf/Statistik/Dokumentationen/Dokumentation_Nr._2
00_web.pdf. Stand 22.06.2015

Simon, M. (2012). Soziale Dienstleistungen und Fachkräftemangel.
Hochschule Hannover. http://www.sozialerfortschritt.de/wp-
content/uploads/2012/07/Simon1.pdf. Stand 08.05.2015

Sozialgesetzbuch. (2014a). Sozialgesetzbuch (SBG XI) Elftes Buch.
Soziale Pflegeversicherung. Begriff der Pflegebedürftigkeit. Sozialgesetzbuch.
http://www.sozialgesetzbuch-sgb.de/sgbxi/14.html. Stand 10.05.2015

Sozialgesetzbuch. (2014b). Sozialgesetzbuch (SBG XI) Elftes Buch.
Soziale Pflegeversicherung. Stufen der Pflegebedürftigkeit. Sozialgesetzbuch.
http://www.sozialgesetzbuch-sgb.de/sgbxi/15.html. Stand 11.05.2015

Sozialgesetzbuch. (2014c). Sozialgesetzbuch (SGB XI) Elftes Buch.
Soziale Pflegeversicherung. Pflegeeinrichtungen. Sozialgesetzbuch.
http://www.sozialgesetzbuch ogb.de/sgbxi/71.html. Stand 08.05.2015

Statista. (o.J.). Statistik-Lexikon: Definition Repräsentativität. Statista.
http://de.statista.com/statistik/lexikon/definition/116/repraesentativitaet/. Stand
29.07.2015

Statistisches Bundesamt. (2009). Bevölkerung Deutschlands bis
2060. 12. koordinierte Bevölkerungsvorausberechnung. Statistisches Bundesamt.
https://www.destatis.de/DE/Publikationen/Thematisch/Bevoelkerung/Vorausberec
hnungBevoelke-
rung/BevoelkerungDeutschland2060Presse5124204099004.pdf?__blob=publicati
onFile. Stand 14.05.2015

Statistisches Bundesamt. (2010). Demografischer Wandel in Deutschland. Auswirkungen auf die Krankenhausbehandlungen und Pflegebedürftige im
Bund und in den Ländern. Statistisches Bundesamt.
https://www.destatis.de/DE/Publikationen/Thematisch/Bevoelkerung/Demografisc
herWan-
del/KrankenhausbehandlungPflegebeduerftige5871102109004.pdf?__blob=public
ationFile. Stand 13.05.2015

Statistisches Bundesamt. (2013a). Pflegestatistik 2011. Pflege im
Rahmen der Pflegeversicherung. Ländervergleich – Pflegeheime. Statistisches
Bundesamt.
https://www.destatis.de/DE/Publikationen/Thematisch/Gesundheit/Pflege/Laender
Pflegeheime5224102119004.pdf?__blob=publicationFile. Stand 30.07.2015

Statistisches Bundesamt. (2013b). Pflegestatistik 2011. Pflege im
Rahmen der Pflegeversicherung. Ländervergleich – Ambulante Pflegedienste.
Statistisches Bundesamt.
https://www.destatis.de/DE/Publikationen/Thematisch/Gesundheit/Pflege/Laender
AmbulantePflegedienste5224101119004.pdf?__blob=publicationFile. Stand
30.07.2015

Statistisches Bundesamt. (2015). Pflegestatistik 2013. Pflege im
Rahmen der Pflegeversicherung. Deutschlandergebnisse. Statistisches Bundesamt.
https://www.destatis.de/DE/Publikationen/Thematisch/Gesundheit/Pflege/PflegeD
eutschlandergebnisse5224001139004.pdf?__blob=publicationFile. Stand
09.05.2015

Stewart, J., Clark, D., Clark, P.F., (2007). Abwanderung und Anwer-
bung von Fachkräften im Gesundheitswesen: Ursachen, Konsequenzen und poli-
tische Reaktionen. Hamburgisches WeltWirtschaftsInstitut. http://focus-
migrati-
on.hwwi.de/typo3_upload/groups/3/focus_Migration_Publikationen/Kurzdossiers/K
D07_Gesundheit.pdf. Stand 27.09.2015

SWR. (2015). BW-Arbeitsagenturchef warnt: Dem Land gehen die Pflegekräfte aus. SWR. http://www.swr.de/landesschau-aktuell/bw/bw-
arbeitsagenturchef-warnt-dem-land-gehen-die-pflegekraefte-aus/-
/id=1622/did=15686542/nid=1622/13gzxov/. Stand 04.08.2015

Vereinigung der bayerischen Wirtschaft e.V. (2012). Studie. Pflege-
landschaft 2030. Vereinigung der bayerischen Wirtschaft e.V.
http://www.prognos.com/fileadmin/pdf/publikationsdatenbank/121000_Prognos_v
bw_Pflegelandschaft_2030.pdf. Stand 04.08.2015

Wissenschaftsrat. (2012). Empfehlungen zu hochschulischen Qualifikationen für das Gesundheitswesen. Wissenschaftsrat.
http://www.wissenschaftsrat.de/download/archiv/2411-12.pdf. Stand 24.07.2015

Zander, B., Busse, R. (o.J.). Pflege wandert aus. Technische Universität Berlin. http://www.pflege-wandert-aus.de/. Stand 27.07.2015

Anhang

Fragebogen

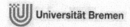 **Universität Bremen**

Fragebogen über die Rekrutierung von Pflegefachkräften aus dem Ausland

Sehr geehrte/r Studienteilnehmer/in,

dieser Fragebogen wurde im Rahmen meiner Masterarbeit in dem Studiengang Public Health an der Universität Bremen entwickelt. Ziel ist es, zu erfahren, ob Pflegefachkräfte aus dem Ausland für ambulante Pflegedienste und Pflegeheime eine Lösungsstrategie gegen den Pflegefachkräftemangel darstellen und wie hoch die Zufriedenheit der Pflegeeinrichtungen mit dem Rekrutierungsprozess sowie der Beschäftigung von Pflegefachkräften aus dem Ausland ist.

Der Fragebogen ist in folgende Bereiche untergliedert:

Teil 1: Fragen zu Ihrer Person und Ihrer Pflegeeinrichtung
Teil 2: Fragen zur Rekrutierung von Pflegefachkräften aus dem Ausland
Teil 3: Fragen zur Beschäftigung von Pflegefachkräften aus dem Ausland
Teil 4: Abschluss des Fragebogens

Falls Sie alle vier Teile beantworten können, wird die Bearbeitungsdauer ca. 10 Minuten betragen.

Selbstverständlich werden Ihre Antworten anonym und streng vertraulich behandelt.

Herzlichen Dank für Ihre Teilnahme an der Befragung!

Hinweis: In dieser Masterarbeit werden Pflegefachkräfte aus dem Ausland definiert, als Personen, die bereits im Ausland eine Ausbildung bzw. ein Studium als Pflegefachkraft (Gesundheits- und Krankenpflege, Altenpflege etc.) absolviert haben und von ambulanten Pflegediensten bzw. Pflegeheimen für eine Tätigkeit als Pflegefachkraft aus dem jeweiligen Herkunftsland rekrutiert wurden.

Weiter

Corina Schreck, Universität Bremen – 2015 | 0% ausgefüllt

U Universität Bremen

Teil 1: Fragen zu Ihrer Person und Ihrer Pflegeeinrichtung:

1. In welcher Pflegeeinrichtung arbeiten Sie derzeit? [PP01]

○ Ambulanter Pflegedienst

○ Pflegeheim

2. Welchen Tätigkeitsbereich üben Sie zurzeit hauptsächlich in Ihrer Pflegeeinrichtung aus? [PP02]

○ Geschäftsführung

○ Verwaltung

○ Pflege / Betreuung

○ Sonstiges _____

3. Verfügen Sie über eine Ausbildung als Pflegefachkraft wie u.a. Gesundheits- und Krankenpfleger/in oder Altenpfleger/in? [PP03]

○ Ja

○ Nein

4. Verfügen Sie über ein abgeschlossenes Studium im Bereich der Pflege wie u.a. Pflegewissenschaften oder Pflegemanagement? [PP04]

○ Ja

○ Nein

5. Welches Geschlecht haben Sie? [PP05]

○ weiblich

○ männlich

6. Wie alt sind Sie? [PP06]

[____] Jahre

Zurück   Weiter

Universität Bremen

7. In welcher Art der Trägerschaft befindet sich Ihre Pflegeeinrichtung? [PP07]

○ Private Trägerschaft

○ Freigemeinnützige Trägerschaft

○ Öffentliche Trägerschaft

8. In welchem Bundesland befindet sich Ihre Pflegeeinrichtung, in der Sie arbeiten? [PP08]

○ Baden-Württemberg   ○ Niedersachsen

○ Bayern   ○ Nordrhein-Westfalen

○ Berlin   ○ Rheinland-Pfalz

○ Brandenburg   ○ Saarland

○ Bremen   ○ Sachsen

○ Hamburg   ○ Sachsen-Anhalt

○ Hessen   ○ Schleswig-Holstein

○ Mecklenburg-Vorpommern   ○ Thüringen

9. Kann Ihre Pflegeeinrichtung, in der Sie arbeiten, eher einem städtischen oder ländlichen Gebiet zugeordnet werden? [PP09]

Meine Pflegeeinrichtung befindet sich...

○ in einer Großstadt mit mehr als 100.000 Einwohnern

○ in einer Klein- oder Mittelstadt mit 5.000 bis 100.000 Einwohnern

○ in einer Landstadt oder in einem ländlichen Raum mit weniger als 5.000 Einwohnern

10. Wie viele Pflegekräfte (Pflegehelfer und Pflegefachkräfte) beschäftigen Sie derzeit in ihrer Pflegeeinrichtung? [PP10]

Bitte geben Sie die Anzahl der Pflegekräfte in Vollzeitäquivalenten (Umrechnung der Teilzeit- in Vollzeitstellen) an.

[   ] Pflegekräfte (in Vollzeitäquivalenten)

11. Wie viele Pflegebedürftige werden derzeit in Ihrer Pflegeeinrichtung betreut? [PP11]

[   ] Pflegebedürftige

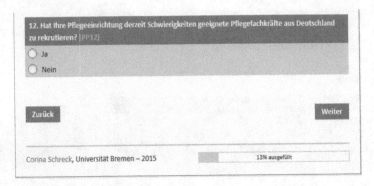

Hinweis: Bei der Frage PP12 handelt es sich um eine Filterfrage:
Falls die Frage mit „Ja" beantwortet wurde, folgte Frage RP01, ansonsten folgte
die Beendigung des Fragebogens mit der Frage SB01
(Teil 4: Abschluss des Fragebogens).

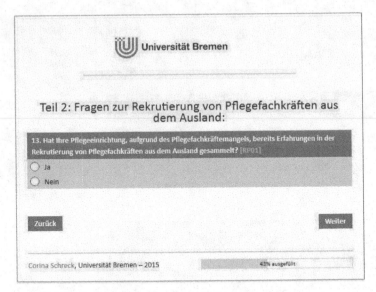

Hinweis: Bei der Frage RP01 handelt es sich um eine Filterfrage:
Falls die Frage mit „Ja" beantwortet wurde, folgte Frage RP02, ansonsten
wurden die Zusatzfragen KA01 und KA02 gestellt. Es folgte die Beendigung des
Fragebogens mit der Frage SB01 (Teil 4: Abschluss des Fragebogens).

Universität Bremen

14. Aus welchen der folgenden Gründe hat Ihre Pflegeeinrichtung bisher keine Pflegefachkräfte aus dem Ausland rekrutiert? [KA01]

(Mehrfachnennungen möglich)

	Ja	nein
Bürokratie	O	O
Rechtliche Unsicherheiten	O	O
Unsicherheiten bezüglich der Rekrutierungswege	O	O
Schwierigkeiten bei der Erteilung der Zuwanderungserlaubnis	O	O
Schwierigkeiten bei der Anerkennung der ausländischen Berufsqualifikation	O	O
Hoher finanzieller Aufwand	O	O
Hoher zeitlicher Aufwand	O	O
Schwierigkeiten in der sprachlichen Verständigung	O	O
Sonstige:	O	O

15. Welche der folgenden Maßnahmen ergreift Ihre Pflegeeinrichtung, um dem Fachkräftemangel in der Pflege entgegenzuwirken? [KA02]

(Mehrfachnennungen möglich)

	Ja	nein
Weiterqualifizierung der Mitarbeiter	O	O
Erhöhung der Ausbildungszahlen	O	O
Attraktive Vergütung	O	O
Verbesserung des Betriebsklimas	O	O
Verbesserung der Arbeitsbedingungen	O	O
Förderung der Vereinbarkeit von Familie und Beruf	O	O
Förderung des Wiedereinstiegs in den Beruf nach Elternzeit oder familiärer Pflegezeit	O	O
Gesundheitsförderung und Prävention	O	O
Überregionale Suche nach Pflegefachkräften	O	O
Öffentlichkeitsarbeit – Employer Branding	O	O
Abwerbung von Pflegefachkräften von der Konkurrenz	O	O
Sonstige:	O	O

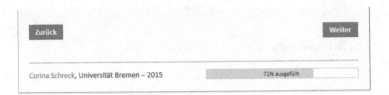

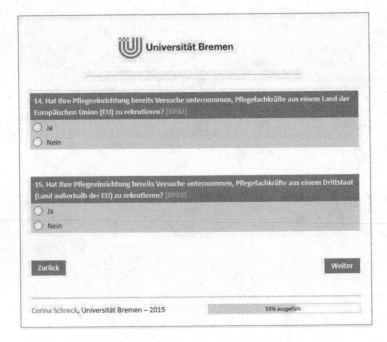

Hinweis: Bei der Frage RP02 und RP03 handelt es sich um Filterfragen:

o Die Frage RP13 wurde nur gestellt, wenn die Frage RP02 mit „Ja" beantwortet wurde und somit ein Rekrutierungsversuch innerhalb der EU vorgenommen wurde.
o Die Frage RP07 wurde nur gestellt, wenn die Fragen RP02 und zusätzlich die Frage RP06 mit „Ja" beantwortet wurden.
o Die Frage RP14 wurde nur gestellt, wenn die Frage RP03 mit „Ja" beantwortet wurde und somit ein Rekrutierungsversuch innerhalb Drittstaaten vorgenommen wurde.
o Die Frage RP08 wurde nur gestellt, wenn die Fragen RP03 und zusätzlich die Frage RP06 mit „Ja" beantwortet wurden.

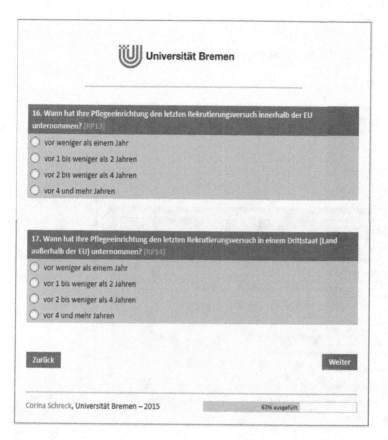

(U) Universität Bremen

18. Aus welchen drei Ländern hat Ihre Pflegeeinrichtung hauptsächlich versucht Pflegefachkräfte aus dem Ausland zu rekrutieren? [RP04]

1
2
3

19. Welche Maßnahmen hat Ihre Pflegeeinrichtung ergriffen, um Pflegefachkräfte aus dem Ausland zu rekrutieren? [RP05]
(Mehrfachnennungen möglich)

☐ Einholen von Unterstützung durch staatliche Organisationen in Deutschland (z.B. Zentrale Auslands- und Fachvermittlung – ZAV)

☐ Einholen von Unterstützung durch staatliche Organisationen im Ausland

☐ Beauftragung von privaten Personalvermittlungsagenturen

☐ Teilnahme an (Pilot)Projekten

☐ Nutzung von Kontakten der eigenen Pflegeeinrichtung

☐ Nutzung von Kontakten der eigenen Mitarbeiter

☐ Prüfung von Initiativbewerbungen

☐ Schaltung von internationalen Stellenanzeigen

☐ Teilnahme an internationalen Rekrutierungsmessen

☐ Sonstige:

20. Sind während des Rekrutierungsprozesses von Pflegefachkräften aus dem Ausland Schwierigkeiten aufgetreten? [RP06]

○ Ja

○ Nein

Zurück   Weiter

Corina Schreck, Universität Bremen – 2015   68% ausgefüllt

Hinweis: Bei der Frage RP06 handelt es sich um eine Filterfrage: siehe Anmerkung Seite 96.

Universität Bremen

---

21. In welchen der folgenden Bereiche sind bei der Rekrutierung von Pflegefachkräften aus dem EU-Ausland Schwierigkeiten aufgetreten? [RP07]

Bitte berücksichtigen Sie hierbei ausschließlich Ihren letzten Rekrutierungsversuch.

(Mehrfachnennungen möglich)

	ja	nein
Bürokratie	○	○
Rechtliche Unsicherheiten	○	○
Erteilung der Zuwanderungserlaubnis	○	○
Anerkennung der ausländischen Berufsqualifikation	○	○
Finanzieller Aufwand	○	○
Zeitlicher Aufwand	○	○
Sprachliche Verständigung	○	○
Sonstige:	○	○

---

22. In welchen der folgenden Bereiche sind bei der Rekrutierung von Pflegefachkräften aus Drittstaaten (Länder außerhalb der EU) Schwierigkeiten aufgetreten? [RP08]

Bitte berücksichtigen Sie hierbei ausschließlich Ihren letzten Rekrutierungsversuch.

(Mehrfachnennungen möglich)

	ja	nein
Bürokratie	○	○
Rechtliche Unsicherheiten	○	○
Erteilung der Zuwanderungserlaubnis	○	○
Anerkennung der ausländischen Berufsqualifikation	○	○
Finanzieller Aufwand	○	○
Zeitlicher Aufwand	○	○
Sprachliche Verständigung	○	○
Sonstige:	○	○

Zurück · Weiter

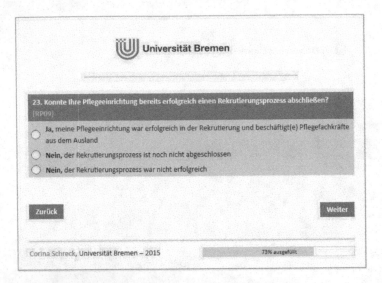

Hinweis: Bei der Frage RP09 handelt es sich um eine Filterfrage: Falls die Frage RP09 mit „Ja" beantwortet wurde, folgte die Frage RP10, ansonsten folgte die Beendigung des Fragebogens mit der Frage SB01 (Teil 4: Abschluss des Fragebogens).

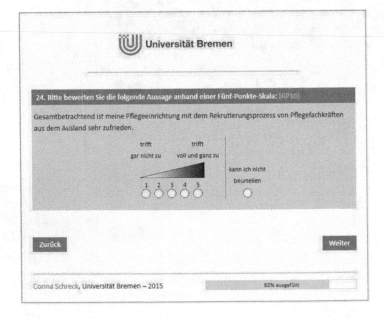

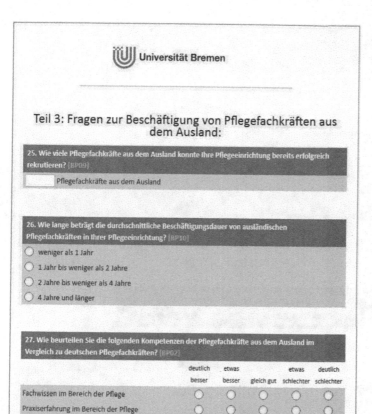

Universität Bremen

Teil 3: Fragen zur Beschäftigung von Pflegefachkräften aus dem Ausland:

25. Wie viele Pflegefachkräfte aus dem Ausland konnte Ihre Pflegeeinrichtung bereits erfolgreich rekrutieren? [BP09]

[   ] Pflegefachkräfte aus dem Ausland

26. Wie lange beträgt die durchschnittliche Beschäftigungsdauer von ausländischen Pflegefachkräften in Ihrer Pflegeeinrichtung? [BP10]

○ weniger als 1 Jahr

○ 1 Jahr bis weniger als 2 Jahre

○ 2 Jahre bis weniger als 4 Jahre

○ 4 Jahre und länger

27. Wie beurteilen Sie die folgenden Kompetenzen der Pflegefachkräfte aus dem Ausland im Vergleich zu deutschen Pflegefachkräften? [BP07]

	deutlich besser	etwas besser	gleich gut	etwas schlechter	deutlich schlechter
Fachwissen im Bereich der Pflege	○	○	○	○	○
Praxiserfahrung im Bereich der Pflege	○	○	○	○	○
Sozialkompetenz	○	○	○	○	○
Leistungsbereitschaft und Motivation	○	○	○	○	○

28. Bitte bewerten Sie folgenden Aussagen jeweils anhand einer Fünf-Punkte-Skala:

Meine Pflegeeinrichtung konnte durch die Beschäftigung von Pflegefachkräften aus dem Ausland folgenden zusätzlichen Nutzen erzielen: [BP03]

	trifft gar nicht zu 1 2 3 4 5 trifft voll und ganz zu	kann ich nicht beurteilen
Verbesserung der Arbeitgeberattraktivität	○ ○ ○ ○ ○	○
Erhöhung des Bekanntheitsgrades meiner Pflegeeinrichtung	○ ○ ○ ○ ○	○
Steigerung der Motivation und Effizienz der Mitarbeiter	○ ○ ○ ○ ○	○
Steigerung der Innovation und Kreativität der Mitarbeiter	○ ○ ○ ○ ○	○
Größere Zufriedenheit der Pflegebedürftigen und deren Angehörige	○ ○ ○ ○ ○	○
Gewinnung von neuen Kundengruppen	○ ○ ○ ○ ○	○

29. Bitte bewerten Sie die folgenden Aussagen jeweils anhand einer Fünf-Punkte-Skala:

In meiner Pflegeeinrichtung sind durch die Beschäftigung von Pflegefachkräften aus dem Ausland in folgenden Bereichen Probleme aufgetreten: [BP04]

	trifft gar nicht zu 1 2 3 4 5 trifft voll und ganz zu	kann ich nicht beurteilen
Sprachliche Verständigung	○ ○ ○ ○ ○	○
Erwartungshaltung der ausländischen Pflegefachkräfte an ihre Tätigkeit	○ ○ ○ ○ ○	○
Verständnis von Hierarchien	○ ○ ○ ○ ○	○
Direkter bzw. indirekter Kommunikationsstil	○ ○ ○ ○ ○	○
Zeitliches Arbeitstempo	○ ○ ○ ○ ○	○
Umgang mit Fehlern	○ ○ ○ ○ ○	○
Nonverbale Kommunikation: Distanzzone und Körperkontakt	○ ○ ○ ○ ○	○

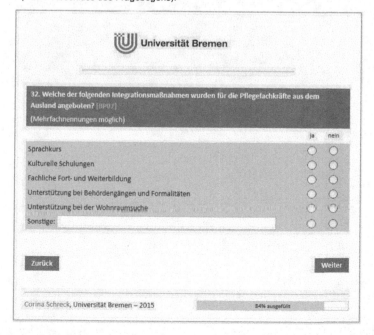

30. Bitte bewerten Sie die folgende Aussage anhand einer Fünf-Punkte-Skala: [BP05]

Gesamtbetrachtend ist meine Pflegeeinrichtung mit den rekrutierten Pflegefachkräften aus dem Ausland sehr zufrieden.

trifft gar nicht zu | trifft voll und ganz zu | kann ich nicht beurteilen

1 2 3 4 5

31. Wurden für die Pflegefachkräfte aus dem Ausland Integrationsmaßnahmen angeboten? [BP06]

○ Ja
○ Nein

Zurück | Weiter

Corina Schreck, Universität Bremen – 2015 | 86% ausgefüllt

Hinweis: Bei der Frage BP06 handelt es sich um eine Filterfrage:
Falls die Frage BP06 mit „Ja" beantwortet wurde, folgte die Frage BP07, ansons-
ten folgte die Beendigung des Fragebogens mit der Frage SB01
(Teil 4: Abschluss des Fragebogens).

Universität Bremen

32. Welche der folgenden Integrationsmaßnahmen wurden für die Pflegefachkräfte aus dem Ausland angeboten? [BP07]
(Mehrfachnennungen möglich)

	ja	nein
Sprachkurs	○	○
Kulturelle Schulungen	○	○
Fachliche Fort- und Weiterbildung	○	○
Unterstützung bei Behördengängen und Formalitäten	○	○
Unterstützung bei der Wohnraumsuche	○	○
Sonstige:	○	○

Zurück | Weiter

Corina Schreck, Universität Bremen – 2015 | 84% ausgefüllt

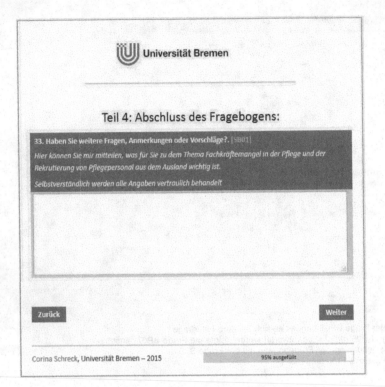

Universität Bremen

Teil 4: Abschluss des Fragebogens:

33. Haben Sie weitere Fragen, Anmerkungen oder Vorschläge?. [SB01]

Hier können Sie mir mitteilen, was für Sie zu dem Thema Fachkräftemangel in der Pflege und der Rekrutierung von Pflegepersonal aus dem Ausland wichtig ist.

Selbstverständlich werden alle Angaben vertraulich behandelt

Zurück   Weiter

Corina Schreck, Universität Bremen – 2015   95% ausgefüllt

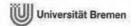

Vielen Dank für Ihre Teilnahme!

Ich möchte mich ganz herzlich für Ihre Mithilfe bedanken.

Ihre Antworten wurden gespeichert, Sie können das Browser-Fenster nun schließen.

Einladung zum SoSci Panel

Liebe Teilnehmerin,
lieber Teilnehmer,

das nicht-kommerzielle SoSci Panel würde Sie gerne zu weiteren wissenschaftlichen Befragungen einladen. Das Panel achtet Ihre Privatsphäre, gibt Ihre E-Mail-Adresse nicht an Dritte weiter und wird Ihnen pro Jahr maximal vier Einladungen zu qualitativ hochwertigen Studien zusenden.

E-Mail: `Am Panel teilnehmen`

Sie erhalten eine Bestätigungsmail, bevor Ihre E-Mail-Adresse in das Panel aufgenommen wird (Double Opt-In). So wird sichergestellt, dass niemand außer Ihnen Ihre E-Mail-Adresse einträgt.

Der Fragebogen, den Sie gerade ausgefüllt haben, wurde gespeichert. Sie können das Browserfenster selbstverständlich auch schließen, ohne am SoSci Panel teilzunehmen.

Corina Schreck, Universität Bremen – 2015

Statistik über die Auswahl der Stichprobe

Bundesland	Nr.	Verwaltungssitz der Landkreise bzw. kreisfreie Stadt	Anzahl der Pflegeeinrichtungen je Einrichtungstyp im Umkreis von 15 km der ausgewählten Städte nach dem AOK Pflegenavigator		Anzahl der verfügbaren E-Mailadressen der Pflegeeinrichtungen je Einrichtungstyp im Umkreis von 15 km der ausgewählten Städte nach dem AOK Pflegenavigator (ohne doppelte Werte)	
			Pflegeheime (Vollstationäre Pflege, Tagespflege, Nachtpflege und Kurzzeitpflege)	Ambulante Pflegedienste	Pflegeheime (Vollstationäre Pflege, Tagespflege, Nachtpflege und Kurzzeitpflege)	Ambulante Pflegedienste
Baden-Württemberg	1.	Aalen				
	2.	Balingen				
	3.	Biberach an der Riß				
	4.	Böblingen	154	103	41	22
	5.	Calw				
	6.	Emmendingen				
	7.	Esslingen				
	8.	Freiburg im Breisgau	63	67	28	13
	9.	Freudenstadt				
	10.	Friedrichshafen				
	11.	Göppingen				
	12.	Heidelberg	91	95	39	19
	13.	Heidenheim an der Brenz				
	14.	Heilbronn				
	15.	Karlsruhe				
	16.	Konstanz	39	28	12	3
	17.	Lörrach				
	18.	Ludwigsburg				
	19.	Mosbach				
	20.	Offenburg	44	17	19	5
	21.	Pforzheim				
	22.	Rastatt				
	23.	Ravensburg				
	24.	Reutlingen	55	33	9	6
	25.	Rottweil				
	26.	Schwäbisch Hall				
	27.	Sigmaringen				
	28.	Tauberbischofsheim	23	15	3	3
	29.	Tübingen				
	30.	Tuttlingen				
	31.	Ulm				
	32.		53	42	1	1

Auswahl von jedem vierten Verwaltungssitz der Landkreise und jeder vierten kreisfreien Stadt in den Bundesländern inklusive der Landeshauptstadt (nach Alphabet geordnet)

Bundesland		Nr.	Verwaltungssitz der Landkreise bzw. kreisfreie Stadt	Anzahl der Pflegeeinrichtungen je Einrichtungstyp im Umkreis von 15 km der ausgewählten Städte nach dem AOK Pflegenavigator		Anzahl der verfügbaren E-Mailadressen der Pflegeeinrichtungen je Einrichtungstyp im Umkreis von 15 km der ausgewählten Städte nach dem AOK Pflegenavigator (ohne doppelte Werte)	
				Pflegeheime (Vollstationäre Pflege, Tagespflege, Nachtpflege und Kurzzeitpflege)	Ambulante Pflegedienste	Pflegeheime (Vollstationäre Pflege, Tagespflege, Nachtpflege und Kurzzeitpflege)	Ambulante Pflegedienste
Auswahl von jedem vierten Verwaltungssitz der Landkreise und jeder vierten kreisfreien Stadt in den Bundesländern inklusive der Landeshauptstadt (nach Alphabet geordnet)		33.	Villingen-Schwenningen				
		34.	Waiblingen				
		35.	Waldshut-Tiengen				
		1.	Baden-Baden				
		2.	Freiburg im Breisgau				
		3.	Heidelberg				
		4.	Heilbronn	80	61	28	6
		5.	Karlsruhe				
		6.	Mannheim				
		7.	Pforzheim				
		8.	Stuttgart	222	209	59	29
		9.	Ulm				
			Summe			233	107
Bayern		1.	Augsburg				
		2.	Aichach				
		3.	Altötting				
		4.	Amberg	17	18	15	18
		5.	Ansbach				
		6.	Aschaffenburg				
		7.	Bad Kissingen				
		8.	Bad Neustadt an der Saale	18	13	16	13
		9.	Bad Reichenhall				
		10.	Bad Tölz				
		11.	Bamberg				
		12.	Bayreuth	28	20	28	18
		13.	Cham				
		14.	Coburg				
		15.	Dachau				
		16.	Deggendorf	14	19	17	18
		17.	Dillingen an der Donau				
		18.	Dingolfing				
		19.	Donauwörth				
		20.	Ebersberg				
		21.	Eichstätt	17	17	17	17
		22.	Erding				
		23.	Erlangen				
		24.	Forchheim	38	28	35	23
		25.	Freising				
		26.	Freyung				
		27.	Fürstenfeldbruck				
		28.	Garmisch-Partenkirchen	12	12	10	10

Bundesland	Auswahl von jedem vierten Verwaltungssitz der Landkreise und jeder vierten kreisfreien Stadt in den Bundesländern inklusive der Landeshauptstadt (nach Alphabet geordnet)		Anzahl der Pflegeeinrichtungen je Einrichtungstyp im Umkreis von 15 km der ausgewählten Städte nach dem AOK Pflegenavigator		Anzahl der verfügbaren E-Mailadressen der Pflegeeinrichtungen je Einrichtungstyp im Umkreis von 15 km der ausgewählten Städte nach dem AOK Pflegenavigator (ohne doppelte Werte)	
	Nr.	Verwaltungssitz der Landkreise bzw. kreisfreie Stadt	Pflegeheime (Vollstationäre Pflege, Tagespflege, Nachtpflege und Kurzzeitpflege)	Ambulante Pflegedienste	Pflegeheime (Vollstationäre Pflege, Tagespflege, Nachtpflege und Kurzzeitpflege)	Ambulante Pflegedienste
	29	Günzburg				
	30	Haßfurt				
	31	Hof	10	10	10	9
	32	Karlstadt				
	33	Kelheim				
	34	Kitzingen				
	35	Kronach				
	36	Kulmbach	16	19	12	17
	37	Landsberg am Lech				
	38	Landshut				
	39	Lauf an der Pegnitz				
	40	Lichtenfels	28	23	22	22
	41	Lindau (Bodensee)				
	42	Marktoberdorf				
	43	Miesbach				
	44	Miltenberg	27	15	17	12
	45	Mindelheim				
	46	Mühldorf am Inn				
	47	München				
	48	Neuburg a. d. Donau	19	15	19	14
	49	Neumarkt in der Oberpfalz				
	50	Neustadt an der Aisch				
	51	Neustadt an der Waldnaab				
	52	Neu-Ulm	52	41	22	22
	53	Passau				
	54	Pfaffenhofen an der Ilm				
	55	Pfarrkirchen				
	56	Regen	10	10	7	6
	57	Regensburg				
	58	Rosenheim				
	59	Roth	9	12	8	9
	60	Schwandorf				
	61	Schweinfurt				
	62	Sonthofen				
	63	Straubing				
	64	Starnberg	16	16	13	13
	65	Tirschenreuth				
	66	Traunstein				

Bundesland		Auswahl von jedem vierten Verwaltungssitz der Landkreise und jeder vierten kreisfreien Stadt in den Bundesländern inklusive der Landeshauptstadt (nach Alphabet geordnet)	Anzahl der Pflegeeinrichtungen je Einrichtungstyp im Umkreis von 15 km der ausgewählten Städte nach dem AOK Pflegenavigator		Anzahl der verfügbaren E-Mailadressen der Pflegeeinrichtungen je Einrichtungstyp im Umkreis von 15 km der ausgewählten Städte nach dem AOK Pflegenavigator (ohne doppelte Werte)	
	Nr.	Verwaltungssitz der Landkreise bzw. kreisfreie Stadt	Pflegeheime (Vollstationäre Pflege, Tagespflege, Nachtspflege und Kurzzeitpflege)	Ambulante Pflegedienste	Pflegeheime (Vollstationäre Pflege, Tagespflege, Nachtspflege und Kurzzeitpflege)	Ambulante Pflegedienste
	67.	Weilheim in Oberbayern	11	11	11	9
	68.	Wolfsburg in Bayern				
	69.	Wunsiedel				
	70.	Würzburg				
	71.	Zirndorf				
	1.	Amberg				
	2.	Ansbach				
	3.	Aschaffenburg				
	4.	Augsburg	69	69	61	55
	5.	Bamberg				
	6.	Bayreuth				
	7.	Coburg				
	8.	Erlangen	73	79	46	56
	9.	Fürth				
	10.	Hof				
	11.	Ingolstadt				
	12.	Kaufbeuren	20	24	20	21
	13.	Kempten				
	14.	Landshut				
	15.	Memmingen				
	16.	München	103	297	95	288
	17.	Nürnberg				
	18.	Passau				
	19.	Regensburg	34	32	31	30
	20.	Rosenheim				
	21.	Schwabach				
	22.	Schweinfurt				
	23.	Straubing				
	24.	Weiden				
	25.	Würzburg	18	17	18	16
		Summe	356	580	545	696
Berlin	1.	Berlin			284	552

Bundesland	Nr.	Verwaltungssitz der Landkreise bzw. kreisfreie Stadt	Anzahl der Pflegeeinrichtungen je Einrichtungstyp im Umkreis von 15 km der ausgewählten Städte nach dem AOK Pflegenavigator		Anzahl der verfügbaren E-Mailadressen der Pflegeeinrichtungen je Einrichtungstyp im Umkreis von 15 km der ausgewählten Städte nach dem AOK Pflegenavigator (ohne doppelte Werte)	
			Pflegeheime (Vollstationäre Pflege, Tagespflege, Nachtpflege und Kurzzeitpflege)	Ambulante Pflegedienste	Pflegeheime (Vollstationäre Pflege, Tagespflege, Nachtpflege und Kurzzeitpflege)	Ambulante Pflegedienste
Brandenburg	1.	Bad Belzig				
	2.	Beeskow				
	3.	Eberswalde				
	4.	Forst (Lausitz)	11	10	7	10
	5.	Herzberg (Elster)				
	6.	Lübben (Spreewald)				
	7.	Luckenwalde				
	8.	Neuruppin	13	22	9	19
	9.	Oranienburg				
	10.	Perleberg				
	11.	Prenzlau				
	12.	Rathenow				
	13.	Seelow				
	14.	Senftenberg	15	9	11	6
	1.	Brandenburg an der Havel				
	2.	Cottbus				
	3.	Frankfurt (Oder)				
	4.	Potsdam	285	93	49	54
		Summe			76	89
Bremen	1.	Bremen	163	97	106	35
Hamburg	1.	Hamburg	340	359	94	83
Hessen	1.	Bad Homburg vor der Höhe				
	2.	Bad Schwalbach				
	3.	Bad Hersfeld	125	81	25	21
	4.	Darmstadt				
	5.	Dietzenbach				
	6.	Erbach				
	7.	Eschwege				
	8.	Friedberg (Hessen)	59	35	10	7
	9.	Fulda				
	10.	Gelnhausen				
	11.	Gießen				
	12.	Groß-Gerau	101	77	3	1
	13.	Heppenheim (Bergstraße)				
	14.	Hofheim am Taunus				
	15.	Homberg (Efze)				
	16.	Kassel	120	93	18	20
	17.	Korbach				
	18.	Lauterbach (Hessen)				
	19.	Limburg an der Lahn				
	20.	Marburg	66	35	10	5
	21.	Wetzlar				

| Bundesland | Nr. | Verwaltungssitz der Landkreise bzw. kreisfreie Stadt | Anzahl der Pflegeeinrichtungen je Einrichtungstyp im Umkreis von 15 km der ausgewählten Städte nach dem AOK Pflegenavigator | | Anzahl der verfügbaren E-Mailadressen der Pflegeeinrichtungen je Einrichtungstyp im Umkreis von 15 km der ausgewählten Städte nach dem AOK Pflegenavigator (ohne doppelte Werte) | |
		Auswahl von jedem vierten Verwaltungssitz der Landkreise und jeder vierten kreisfreien Stadt in den Bundesländern inklusive der Landeshauptstadt (nach Alphabet geordnet)	Pflegeheime (Vollstationäre Pflege, Tagespflege, Nachtpflege und Kurzzeitpflege)	Ambulante Pflegedienste	Pflegeheime (Vollstationäre Pflege, Tagespflege, Nachtpflege und Kurzzeitpflege)	Ambulante Pflegedienste
	1.	Darmstadt				
	2.	Frankfurt am Main				
	3.	Kassel				
	4.	Offenbach am Main	202	294	35	68
	5.	Wiesbaden	181	119	2	3
		Summe			103	125
Mecklenburg-Vorpommern	1.	Greifswald				
	2.	Güstrow				
	3.	Neubrandenburg				
	4.	Parchim	13	16	8	15
	5.	Stralsund				
	6.	Wismar				
	1.	Rostock				
	2.	Schwerin	31	34	18	28
		Summe			26	43
Niedersachsen	1.	Aurich				
	2.	Bad Fallingbostel				
	3.	Brake (Unterweser)				
	4.	Celle	47	21	25	11
	5.	Cloppenburg				
	6.	Cuxhaven				
	7.	Diepholz				
	8.	Gifhorn	24	13	18	6
	9.	Goslar				
	10.	Göttingen				
	11.	Hameln				
	12.	Hannover	150	122	77	28
	13.	Helmstedt				
	14.	Hildesheim				
	15.	Holzminden				
	16.	Leer	42	29	27	6
	17.	Lüchow (Wendland)				
	18.	Lüneburg				
	19.	Meppen				
	20.	Nienburg	19	12	8	0
	21.	Nordhorn				

Bundesland	Nr.	Verwaltungssitz der Landkreise bzw. kreisfreie Stadt	Anzahl der Pflegeeinrichtungen je Einrichtungstyp im Umkreis von 15 km der ausgewählten Städte nach dem AOK Pflegenavigator		Anzahl der verfügbaren E-Mailadressen der Pflegeeinrichtungen je Einrichtungstyp im Umkreis von 15 km der ausgewählten Städte nach dem AOK Pflegenavigator (ohne doppelte Werte)	
			Pflegeheime (Vollstationäre Pflege, Tagespflege, Nachtpflege und Kurzzeitpflege)	Ambulante Pflegedienste	Pflegeheime (Vollstationäre Pflege, Tagespflege, Nachtpflege und Kurzzeitpflege)	Ambulante Pflegedienste
	23.	Northeim	65	44	42	14
	24.	Osnabrück				
	25.	Osterholz-Scharmbeck				
	26.	Ostercelle am Harz				
	27.	Peine	15	8	6	4
	28.	Rotenburg (Wümme)				
	29.	Stade				
	30.	Stadthagen				
	31.	Uelzen	30	4	8	0
	32.	Vechta				
	33.	Verden				
	34.	Westerstede	34	32	10	8
	35.	Wildeshausen				
	36.	Winsen (Luhe)				
	37.	Wittmund				
	38.	Wolfenbüttel				
	1.	Braunschweig				
	2.	Delmenhorst				
	3.	Emden	51	37	38	14
	4.	Oldenburg				
	5.	Osnabrück				
	6.	Salzgitter				
	7.	Wilhelmshaven	22	10	13	3
	8.	Wolfsburg				
		Summe	271			94
Nordrhein-Westfalen	1.	Aachen	48	27	3	2
	2.	Bergheim				
	3.	Bergisch Gladbach				
	4.	Borken	60	36	19	7
	5.	Coesfeld				
	6.	Detmold				
	7.	Düren				
	8.	Euskirchen	154	104	24	24
	9.	Gummersbach				
	10.	Gütersloh				
	11.	Heinsberg				
	12.	Herford				
	13.	Höxter				
	14.	Kleve				

Bundesland	Auswahl von jedem vierten Verwaltungssitz der Landkreise und jeder vierten kreisfreien Stadt in den Bundesländern inklusive der Landeshauptstadt (nach Alphabet gnordnet)		Anzahl der Pflegeeinrichtungen je Einrichtungstyp im Umkreis von 15 km der ausgewählten Städte nach dem AOK Pflegenavigator		Anzahl der verfügbaren E-Mailadressen der Pflegeeinrichtungen je Einrichtungstyp im Umkreis von 15 km der ausgewählten Städte nach dem AOK Pflegenavigator (ohne doppelte Werte)	
	Nr.	Verwaltungssitz der Landkreise bzw. kreisfreie Stadt	Pflegeheime (Vollstationäre Pflege, Tagespflege, Nachtpflege und Kurzzeitpflege)	Ambulante Pflegedienste	Pflegeheime (Vollstationäre Pflege, Tagespflege, Nachtpflege und Kurzzeitpflege)	Ambulante Pflegedienste
	15.	Lüdenscheid				
	16.	Meschede	38	14	5	5
	17.	Mettmann				
	18.	Minden				
	19.	Neuss				
	20.	Olpe	71	29	14	4
	21.	Paderborn				
	22.	Recklinghausen				
	23.	Schwelm				
	24.	Siegburg	147	88	38	23
	25.	Siegen				
	26.	Soest				
	27.	Steinfurt				
	28.	Unna	200	172	17	21
	29.	Viersen				
	30.	Warendorf				
	31.	Wesel				
	1.	Bielefeld				
	2.	Bochum				
	3.	Bonn				
	4.	Bottrop	426	290	85	41
	5.	Dortmund				
	6.	Duisburg				
	7.	Düsseldorf	330	304	65	36
	8.	Essen	663	309	18	11
	9.	Gelsenkirchen				
	10.	Hagen				
	11.	Hamm				
	12.	Herne	333	276	22	14
	13.	Köln				
	14.	Krefeld				
	15.	Leverkusen				
	16.	Mönchengladbach	142	80	29	6
	17.	Mülheim an der Ruhr				
	18.	Münster				
	19.	Oberhausen				
	20.	Remscheid	243	168	62	39
	21.	Solingen				
	22.	Wuppertal				
		Summe			399	233

Bundesland	Nr.	Verwaltungssitz der Landkreise bzw. kreisfreie Stadt	Anzahl der Pflegeeinrichtungen je Einrichtungstyp im Umkreis von 15 km der ausgewählten Städte nach dem AOK Pflegenavigator		Anzahl der verfügbaren E-Mailadressen der Pflegeeinrichtungen je Einrichtungstyp im Umkreis von 15 km der ausgewählten Städte nach dem AOK Pflegenavigator (ohne doppelte Werte)	
			Pflegeheime (Vollstationäre Pflege, Tagespflege, Nachtpflege und Kurzzeitpflege)	Ambulante Pflegedienste	Pflegeheime (Vollstationäre Pflege, Tagespflege, Nachtpflege und Kurzzeitpflege)	Ambulante Pflegedienste
Rheinland-Pfalz	1.	Altenkirchen (Westerwald)				
	2.	Altary				
	3.	Bad Dürkheim				
	4.	Bad Ems	91	37	14	13
	5.	Bad Kreuznach				
	6.	Bad Neuenahr-Ahrweiler				
	7.	Birkenfeld	17	4	3	3
	8.	Bitburg				
	9.	Cochem				
	10.	Daun				
	11.	Germersheim	100	63	24	14
	12.	Ingelheim am Rhein				
	13.	Kaiserslautern				
	14.	Kirchheimbolanden				
	15.	Koblenz	13	5	2	1
	16.	Kusel				
	17.	Landau in der Pfalz				
	18.	Ludwigshafen am Rhein	114	54	5	7
	19.	Montabaur				
	20.	Neuwied				
	21.	Pirmasens				
	22.	Simmern/Hunsrück				
	23.	Trier	36	12	7	5
	24.	Wittlich				
	1.	Frankenthal (Pfalz)				
	2.	Kaiserslautern				
	3.	Koblenz	50	20	5	5
	4.	Landau in der Pfalz				
	5.	Ludwigshafen am Rhein	343	136	13	17
	6.	Mainz				
	7.	Neustadt an der Weinstraße	41	15	5	7
	8.	Pirmasens				
	9.	Speyer				
	10.	Trier				
	11.	Worms	46	15	5	2
	12.	Zweibrücken				
		Summe			83	74

Bundesland	Nr.	Verwaltungssitz der Landkreise bzw. kreisfreie Stadt	Anzahl der Pflegeeinrichtungen je Einrichtungstyp im Umkreis von 15 km der ausgewählten Städte nach dem AOK Pflegenavigator		Anzahl der verfügbaren E-Mailadressen der Pflegeeinrichtungen je Einrichtungstyp im Umkreis von 15 km der ausgewählten Städte nach dem AOK Pflegenavigator (ohne doppelte Werte)	
			Pflegeheime (Vollstationäre Pflege, Tagespflege, Nachtpflege und Kurzzeitpflege)	Ambulante Pflegedienste	Pflegeheime (Vollstationäre Pflege, Tagespflege, Nachtpflege und Kurzzeitpflege)	Ambulante Pflegedienste
Saarland	1.	Homburg				
	2.	Merzig				
	3.	Ottweiler				
	4.	Saarbrücken	127	53	33	3
	5.	Saarlouis				
	6.	St. Wendel				
Sachsen	1.	Annaberg-Buchholz				
	2.	Bautzen				
	3.	Borna				
	4.	Freiberg	33	30	10	11
	5.	Görlitz				
	6.	Meißen				
	7.	Pirna	30	39	13	15
	8.	Plauen				
	9.	Torgau				
	10.	Zwickau				
	1.	Chemnitz				
	2.	Dresden	332	332	62	44
	3.	Leipzig				
		Summe			85	70
Sachsen-Anhalt	1.	Bernburg (Saale)				
	2.	Burg				
	3.	Halberstadt				
	4.	Haldensleben				
	5.	Köthen (Anhalt)				
	6.	Lutherstadt Wittenberg	27	11	11	2
	7.	Merseburg				
	8.	Naumburg (Saale)	60	26	23	5
	9.	Salzwedel				
	10.	Sangerhausen				
	11.	Stendal				
	1.	Halle (Saale)				
	2.	Dessau-Roßlau				
	3.	Magdeburg	125	69	39	22
		Summe			73	29

Bundesland	Nr.	Verwaltungssitz der Landkreise bzw. kreisfreie Stadt	Anzahl der Pflegeeinrichtungen je Einrichtungstyp im Umkreis von 15 km der ausgewählten Städte nach dem AOK Pflegenavigator		Anzahl der verfügbaren E-Mailadressen der Pflegeeinrichtungen je Einrichtungstyp im Umkreis von 15 km der ausgewählten Städte nach dem AOK Pflegenavigator (ohne doppelte Werte)	
			Pflegeheime (Vollstationäre Pflege, Tagespflege, Nachtpflege und Kurzzeitpflege)	Ambulante Pflegedienste	Pflegeheime (Vollstationäre Pflege, Tagespflege, Nachtpflege und Kurzzeitpflege)	Ambulante Pflegedienste
Schleswig-Holstein	1.	Bad Oldesloe				
	2.	Bad Segeberg				
	3.	Elmshorn				
	4.	Eutin	43	12	25	12
	5.	Heide				
	6.	Husum				
	7.	Itzehoe	37	10	10	2
	8.	Plön				
	9.	Ratzeburg				
	10.	Rendsburg				
	11.	Schleswig				
	1.	Flensburg	102	95	38	38
	2.	Kiel				
	3.	Lübeck	52	20	28	14
	4.	Neumünster				
		Summe			101	66
Thüringen	1.	Altenburg				
	2.	Apolda				
	3.	Arnstadt	90	12	14	2
	4.	Bad Salzungen				
	5.	Eisenberg				
	6.	Gotha	38	11	18	3
	7.	Greiz				
	8.	Heiligenstadt				
	9.	Hildburghausen	41	17	25	11
	10.	Meiningen				
	11.	Mühlhausen				
	12.	Nordhausen				
	13.	Saalfeld	28	11	12	1
	14.	Schleiz				
	15.	Sömmerda				
	16.	Sondershausen				
	17.	Sonneberg				
	1.	Eisenach	54	36	29	4
	2.	Erfurt				
	3.	Gera	42	27	17	11
	4.	Jena				
	5.	Suhl				
	6.	Weimar				
		Summe			114	32

Summe der Pflegeheime und ambulanten Pflegedienste für alle Bundesländer getrennt   2606   2311

Summe der Pflegeheime und ambulanten Pflegedienste für alle Bundesländer gesamt   4917

E-Mailanschreiben der Stichprobe

Text-Ansicht

Studie zum Thema Rekrutierung von Pflegefachkräften aus dem Ausland

Sehr geehrte Damen und Herren,

im Rahmen meiner Masterarbeit im Studiengang Public Health an der
Universität Bremen führe ich eine Online-Befragung zum Thema
Pflegefachkräftemangel und Rekrutierung von Pflegefachkräften aus dem
Ausland durch.
Die Befragung richtet sich an die Geschäftsführung von ambulanten
Pflegediensten sowie Pflegeheimen.

Ich würde mich sehr freuen, wenn Sie an der Befragung teilnehmen würden!

Die Bearbeitungsdauer des Fragebogens wird ca. 10 Minuten betragen.

Alle Daten werden natürlich vertraulich behandelt und anonymisiert
ausgewertet.

Als Dankeschön erhalten Sie auf Wunsch bei einer Teilnahme, nach
Auswertung der Studie, eine Kurzzusammenfassung der wichtigsten Ergebnisse.
Bitte senden Sie hierfür einfach eine E-Mail an mich.

Hier geht es zum Fragebogen:
https://www.soscisurvey.de/auslandsrekrutierung_pflegekraft/?d=****************

Herzlichen Dank für Ihre Unterstützung!

Freundliche Grüße
Corina Schreck

Studentin im Studiengang Public Health, MA
Fachbereich 11: Human- und Gesundheitswissenschaften
Universität Bremen
mail: cschreck@uni-bremen.de

--

Diese E-Mail wird mit SoSci Survey versendet (Impressum s.
https://www.soscisurvey.de/index.php?page=imprint). Zu Datenschutz und dem
Inhalt dieser E-Mail steht Ihnen Corina Schreck <cschreck@uni-bremen.de>
gerne Rede und Antwort.

Falls Sie keine weiteren E-Mails über SoSci Survey erhalten möchten,
klicken Sie bitte hier:
https://www.soscisurvey.de/admin/privacy.php?t=****************

Printed in the United States
By Bookmasters